newLearners'
Technical guide to Pediatric Electroencephalography

by
Masayuki Sasaki

A volume of nLTG series

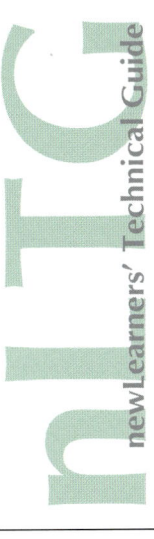

newLearners'
小児脳波検査
テクニカルガイド

著　佐々木　征行
国立精神・神経医療研究センター病院
小児神経科部長

診断と治療社

はじめに

　脳波検査を行うと多くの有用な情報が得られます。特にてんかんの診断・治療に最も有用です。ですから，小児科・精神科・脳外科・神経内科などの診療では欠かせない検査になっています。もちろん，てんかんを専門としない一般臨床医にとってもたいへん役立つものです。しかし基礎的知識がないと脳波をいきなり読むのは難しいと思います。

　本書の前身である「**小児脳波マスターガイド**」を2006年に出版させていただきました。その時点では，小児脳波に関して手軽に読める本はほとんどありませんでした。「誰でもわかる小児脳波の読み方」をまとめる必要があると考えました。多くの皆様からご好評をいただき，深謝申し上げます。

　その後，新たに小児脳波の入門書がいくつか出版されました。このような時に「テクニカルガイド」シリーズとして，5年ぶりに改めて小児脳波をまとめさせていただく機会をいただきました。

　本書でもマスターシリーズと同様，脳波に関する神経生理学的な基本原理はできるだけ省きました。本書の目的は，脳波を読んだことはないしほとんど見たこともないという一般臨床医，研修医，検査技師，医学生などの方々が小児脳波の読み方を理解し，実際に所見を記載できるようになることです。そのためには面倒な理屈は省いて，実際の脳波を数多く見ていただくことにしました。

　まず基礎編で基礎的事項を解説します。脳波を読むため最低限の術語を覚えていただきます。続いて，脳波検査の実施方法を簡単に説明します。実践編に入ってからは，正常所見，異常所見を呈示します。合わせて人工産物にも慣れていただきます。自分で脳波を読んでみると，正常所見か異常所見かで迷うことがしばしばあるものです。そのような境界所見もいくつか入れました。その後に，異常脳波を呈した典型的な症例を許される範囲で呈示しました。臨床的に重要な症例を収載し，陥りやすいピットフォールについても触れるようにしました。

すべての疾患を本書で網羅することはできませんが，これ1冊あればこれまで脳波を読むという経験のなかった方でも，独りできちんと脳波所見を読みとれるレベルになると思います。ただし，新生児については筆者の経験が多くないので触れておりません。

　本書をお読みになって，今日からの臨床にお役立ていただければ幸いです。

2011年3月

著者

newLearners' Technical Guide

目 次

I 基礎編 ... 1

1. 脳波の基本事項 ... 2
- A. 脳波とは 2
- B. 脳波は電位差が連続記録されている 3
- C. 振幅と周波数の計り方 4
- D. 電極はルールに従って頭皮上に貼られている 6
- E. 単極導出法と双極導出法 7
- F. デジタル脳波計 11

2. 脳波のとりかたの基本 ... 20
- A. 脳波室 20
- B. 脳波計の設定 20
- C. モンタージュ 21
- D. 皿電極の付け方 22
- E. 脳波検査のための鎮静方法 22
- F. 脳波用紙の保存 24

II 実践編 ... 25

3. 代表的な脳波 ... 26
- A. 正常編 27
  1. 安静覚醒時 27
  2. 睡眠脳波 28
  3. 負荷脳波 39
  4. 異常と間違えるかもしれない所見 44
- B. 異常編 55
  1. 基礎波の異常 55
  2. 突発性異常波：てんかん性異常波 61
  3. 全般性と局在性 64
  4. 基礎波の異常と突発性異常波をあわせ持つ異常 71

C. 人工産物　73
   1. 瞬き　73
   2. 筋電図　73
   3. 心電図　73
   4. 電極はずれ　77
   5. 電極リード線の問題　79
   6. 基線の動揺　80

4. 症例呈示　81
   A. 典型的症例　81
      症例 1　熱性けいれん　84
      症例 2　覚醒時大発作てんかん　86
      症例 3　小児欠神てんかん　88
      症例 4　若年欠神てんかん　90
      症例 5　中心側頭部に棘波をもつ良性小児てんかん（BECCT）　92
      症例 6　側頭葉てんかん　96
      症例 7　前頭葉てんかん　98
      症例 8　後頭部に突発波（棘徐波）をもつ小児てんかん　102
      症例 9　若年ミオクロニーてんかん　106
      症例 10　West症候群，脳性麻痺　108
      症例 11　大田原症候群　110
      症例 12　Lennox-Gastaut症候群　112
      症例 13　急性脳炎・急性脳症　113
      症例 14　亜急性硬化性全脳炎　117
      症例 15　自閉症　119
   B. 教訓的症例　122
      演習症例 1　122
      演習症例 2　125
      演習症例 3　128
      演習症例 4　133
      演習症例 5　135

推薦図書　115
索引　116

■おことわり
本書記載の薬剤・製品名は一般に各開発メーカーの商標または登録商標です．
本文中では，"TM"ないし"®"のマーク表示を省略いたします．

newLearners'
Technical guide to Pediatric Electroencephalography

I. 基礎編
Fundamentals of Pediatric Electroencephalography

I. 基礎編

1 脳波の基本事項

A 脳波とは

　脳波は，神経細胞とシナプスの電気的活動の総和を記録したものである。一般的には皿電極を頭皮上に貼り，感知された電気活動が脳波計で記録される。頭皮上から感知するため，主に脳表に近い神経細胞の活動が大きく反映される。これに加えて深部脳（視床や脳幹網様体）からの電気活動も影響を及ぼしている。脳表から深部脳に至るすべての電気活動は非常に微弱なので，それを記録するために脳波計は大きな増幅を行っている。

　頭皮上脳波からでは，内側側頭葉や前頭葉眼窩面あるいは帯状回など深部にある大脳皮質神経活動を感知することが困難な場合がある。必要に応じて，蝶形骨に針電極を入れたり（蝶形骨導出），手術をして脳表に電極を置いたり（皮質脳波）することもある。ただし本書では，一般的な皿電極による頭皮上脳波についてのみ記載する。

　基本的に脳波でわかることは，①覚醒・睡眠の区別が可能で，意識障害の有無や睡眠の深さを判断できること，②脳の神経活動の左右差や局所的異常の有無とその神経活動の変動を経時的にとらえられること，③突発性異常波の有無，局在や頻度をみられること，などである。

■脳波でわかること

1) 覚醒・睡眠の区別と睡眠の深さを判断できる．
2) 脳の神経活動の左右差や局所的活動を経時的にとらえることができる．
3) 突発性異常波の有無，局在や頻度をみることができる．

B 脳波は電位差が連続記録されている

　脳波は，頭皮上に貼ったある電極と他の電極との電位差を記録している。電位は絶えず変動しているので，一定速度で移動する用紙上に脳波を記録すると正弦波に似た形になる（図1-1）。

　通常，記録用紙は1秒間に3cm移動するように設定されている。また脳波の電位は50μV（1μVは百万分の1V）が5mmになるように設定され，陰性電位が上向きになっている。用紙上に記録された波形を物差しで測定することによって，1つの波（谷→山→谷）の振幅（電位の高さ）や持続時間を計算することができる。

　脳波所見を呈示する時は，その中に基準となる時間と振幅の高さを表したスケールを入れるのが一般的である。通常は横線が時間で1秒間を表し，縦線は電位50μVを示す。本書では，基本的に脳波の中にスケールを入れている。特に記載がない限りは，横線が1秒間，縦線が50μVを表している。

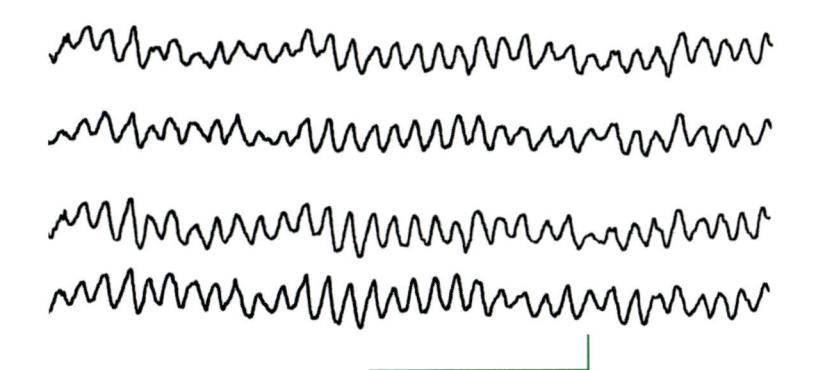

図1-1　α波：正弦波に似たきれいなリズムを刻む波．
脳波を呈示する時は1秒間を示す横線と50μVを示す縦線からなるスケールを入れる（わかりやすくするため本図では緑色で示す）．
以下，本書では特に断らない限り，横軸目盛＝1秒間，縦軸目盛＝50μVとする．

I. 基礎編

C 振幅と周波数の計り方

1. 振幅

　　　測定したい波の山の頂点から基線（記録紙の移動する方向に平行な直線）に垂線を落とし，その山の前後の谷を結んだ線と交わる点までの距離を測る（図 1-2）。

2. 周波数

　　　周波数とは 1 秒間に波が何回繰り返されるかを表した数値である。単位は Hz（ヘルツ）を使用する。cps（サイクル・パー・セカンド）と表記する場合もある。連続する山の頂点に注目して計測する。連続する谷の最深部に注目してもよい。市販されている脳波計測用スケールを用いると周波数を計測するのに便利である（図 1-3）。安定しているように見える波でも，周波数は常に微妙に揺らいでいるものである（図 1-4）。周波数を記載する場合には，最も量的に多い周波数か変動する範囲を記載する。

　　　脳波は周波数によって分類される。表 1-1 のように周波数の遅い波から速い波まで δ（デルタ）波，θ（シータ）波，α（アルファ）波，β（ベータ）波と命名されている（図 1-5）。

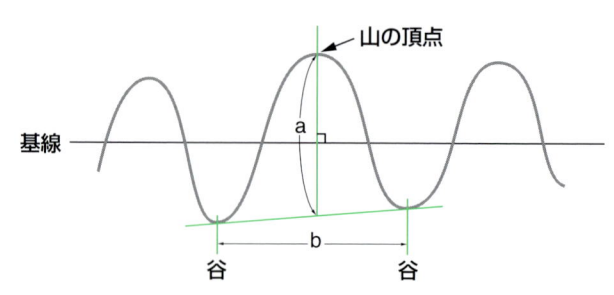

図 1-2　振幅と周期の測定方法
山の頂点から基線に向かって垂線を落とす．山の両隣の谷を結んだ直線との交点までの距離が振幅（a）である．周波数は，1 秒間に何回山（ないしは谷）が繰り返すかを示した数値である．隣り合う山から山（あるいは谷から谷）に達するまでの時間（周期：b）を測定し，1 秒間を割ると周波数が出る．

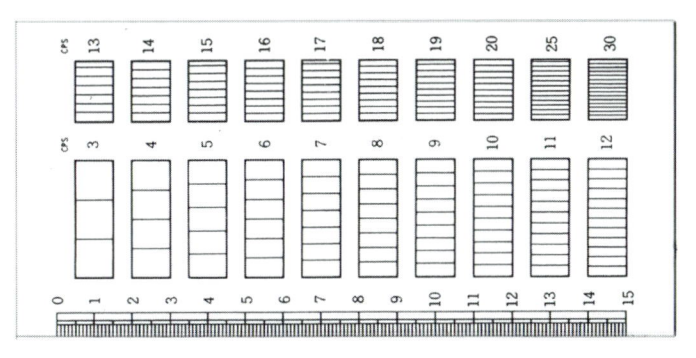

図 1-3 脳波計測用スケール
透明なプラスチックに印刷されている．脳波記録用紙の上に当てるだけで，計算しなくとも簡単に周波数がわかる．

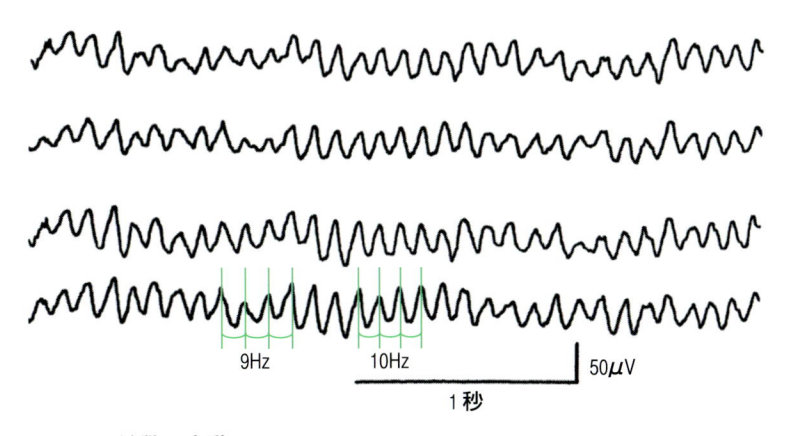

図 1-4 周波数の変動
周波数は常に変動している．隣り合ったところでも微妙に違っている．

表 1-1 周波数による脳波の分類

δ 波	0.5Hz 以上	4Hz 未満
θ 波	4Hz 以上	8Hz 未満
α 波	8Hz 以上	13Hz 未満
β 波	13Hz 以上	

I. 基礎編

図 1-5　各周波数帯の波

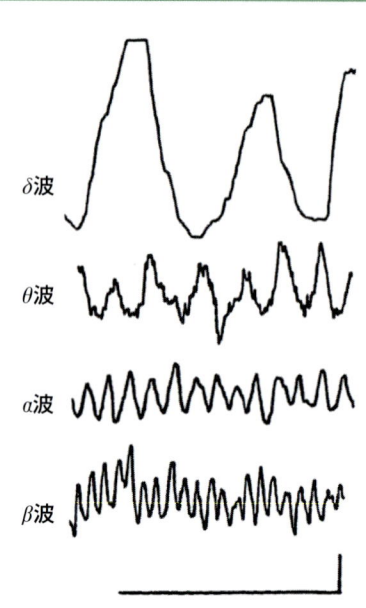

D　電極はルールに従って頭皮上に貼られている

　　国際的に最もよく使われる電極の貼り方は「10-20 法（ten-twenty［テン・トゥエンティ］法と読む）」である．図 1-6 に模式図を示す．電極は中央部に前頭部中央（Fz），頭蓋頂（Cz），頭頂部中央（Pz）をとり，その隣に前頭極（Fp1, Fp2），前頭部（F3, F4），中心部（C3, C4），頭頂

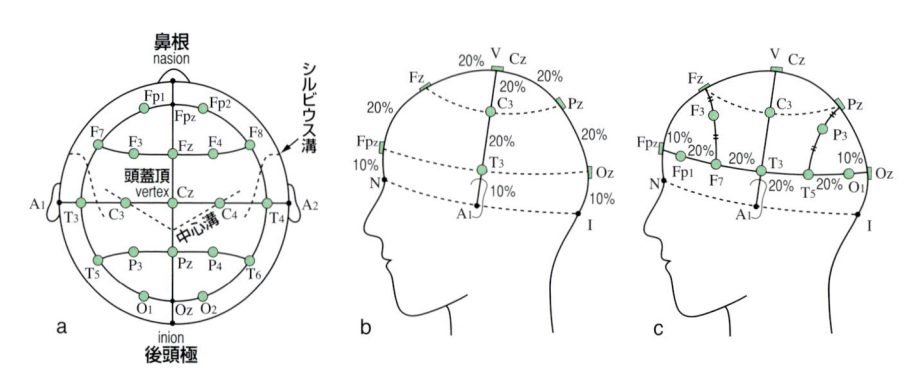

図 1-6　10-20 法の原理と電極配置
a：頭部を頭上から見下ろした図．上が前方を示す．b, c：左方から見た図

部（P3，P4），後頭部（O1，O2），その外側が前側頭部（F7，F8），側頭部（T3，T4），後側頭部（T5，T6）となる。左側を奇数，右側を偶数で表すことになっている。

　頭蓋頂（Cz）を中心として左外耳孔と右外耳孔を結ぶ線を10等分して，左外耳孔から10%上の点（T3）とさらに20%進んだ点（C3）に電極を置く。同様に右外耳孔から10%上の点（T4）とさらに20%進んだ点（C4）に電極を置く。他の電極も図1-6に従って置いていく。このように10%，20%の点を使用することから10-20法と命名された。基準電極として，左耳朶（A1）と右耳朶（A2）を使用する。

　本書では，原則として10-20法で行った脳波を掲載している。一部にチャンネル数の少ない脳波も入れている。これはポータブル脳波計を使ってベッドサイドで施行したものなどである。臨床上ではこれで用が足りることも少なくない。その場合も，電極を貼る部位は10-20法に従っている。

E　単極導出法と双極導出法

1．単極導出法（monopolar：MP）

a）単極導出法（MP）の原理

　電位の基準となる電極を左右の耳朶に置き，その電位を0（ゼロ）と仮定する。計測したい部位の電位は，基準電極との電位差がそのままその部位の電位となる。通常，左半球の電極は左耳朶（A1）を基準電極とし，右半球の電極は右耳朶（A2）を基準電極とする（図1-7a）。

b）単極導出法の欠点

　単極導出法の欠点として，耳朶の電位が実際には0ではないので，その影響が出ることが挙げられる。耳朶に電位変化があるために大きな影響が出る場合を，基準電極の活性化と呼ぶ。たとえば側頭部にてんかん原性の異常があって耳朶の基準電極の電位が高いと，基準電極から離れたところの電位は相対的に低下する（図1-8）。この欠点を補うため基準電極を決めず，全導出の平均値をとり，それを基準として各電極と比較する方法を，average（アベレージ：AV）法と呼ぶ（図1-7-b）。

I. 基礎編

CH	MP
1	Fp1～A1
2	Fp2～A2
3	F3～A1
4	F4～A2
5	C3～A1
6	C4～A2
7	P3～A1
8	P4～A2
9	O1～A1
10	O2～A2
11	F7～A1
12	F8～A2
13	T3～A1
14	T4～A2
15	T5～A1
16	T6～A2
17	Fz～A1
18	Cz～A1
19	Pz～A1

CH	AV
1	Fp1～AV
2	Fp2～AV
3	F3～AV
4	F4～AV
5	C3～AV
6	C4～AV
7	P3～AV
8	P4～AV
9	O1～AV
10	O2～AV
11	F7～AV
12	F8～AV
13	T3～AV
14	T4～AV
15	T5～AV
16	T6～AV
17	Fz～AV
18	Cz～AV
19	Pz～AV

図 1-7　単極導出法
左半球は左耳朶（A1）を，右半球は右耳朶（A2）を基準電極とする．正中部（Fz, Cz, Pz）は，左耳朶（A1）を基準電極とする．

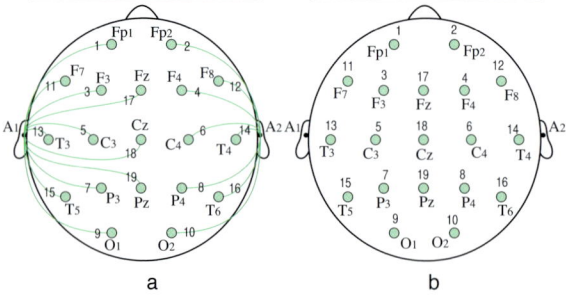

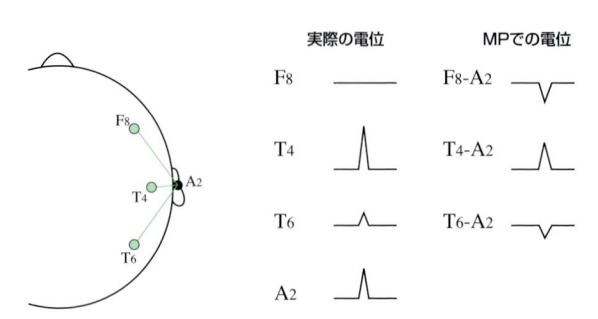

a　　　　b

図 1-8　基準電極の活性化の模式図
基準電極である耳朶の電位が高くなっていると，他の電位を記録する時に影響が現れる．

2. 双極導出法（bipolar：BP）

a）双極導出法（BP）の原理

　測定したい電極の近傍にある電極を基準として，電位を引き算して記録するものである。縦に並んだ電極同士の比較が連結縦断法（図 1-9-a），横に並んだ電極同士の比較が連結横断法（図 1-9-b）である。筆者らはそれぞれ「縦切り」「横切り」と呼んでいる。通常はこの両方を行う。場合によっては，三角や四角や円周に配置された電極同士の比較を行うこともある。

図 1-9　双極導出法
測定したい電極の近傍にある電極を基準電極とする．縦に並んだ電極同士を比較したのが連結縦断法（a）である．また横に並んだ電極同士を比較したのが連結横断法（b）である．

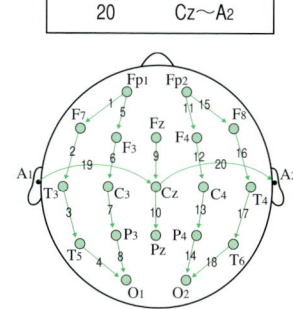

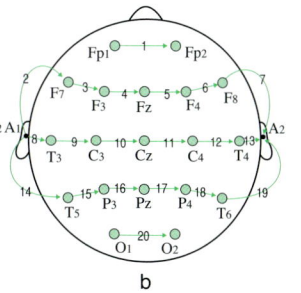

CH	BP-V	CH	BP-VII
1	Fp_1〜F_7	1	Fp_1〜Fp_2
2	F_7〜T_3	2	A_1〜F_7
3	T_3〜T_5	3	F_7〜F_3
4	T_5〜O_1	4	F_3〜Fz
5	Fp_1〜F_3	5	Fz〜F_4
6	F_3〜C_3	6	F_4〜F_8
7	C_3〜P_3	7	F_8〜A_2
8	T_3〜O_1	8	A_1〜T_3
9	Fz〜Cz	9	T_3〜C_3
10	Cz〜Pz	10	C_3〜Cz
11	Fp_2〜F_4	11	Cz〜C_4
12	F_4〜C_4	12	C_4〜T_4
13	C_4〜P_4	13	T_4〜A_2
14	P_4〜O_2	14	A_1〜T_5
15	Fp_2〜F_8	15	T_5〜P_3
16	F_8〜T_4	16	P_3〜Pz
17	T_4〜T_6	17	Pz〜P_4
18	T_6〜O_2	18	P_4〜T_6
19	A_1〜Cz	19	T_6〜A_2
20	Cz〜A_2	20	O_1〜O_2

a　　　　　　b

I. 基礎編

図 1-10　双極導出法の原理
双極導出法では，同じ方向で引き算をしていくので電位の高い部分を挟んで波形が反対向きになる（位相の逆転）．この間に，この突発性異常波の出現元（焦点）があると考える．

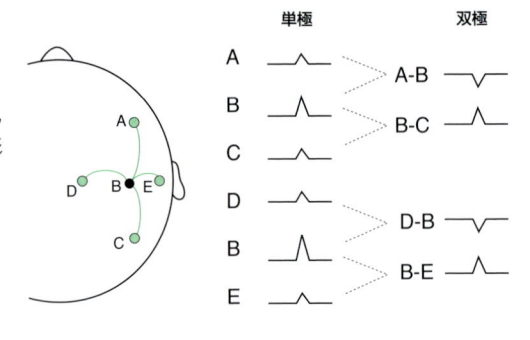

b) 双極導出法（BP）の特徴

　　双極導出法では，電位の高い部位を挟んで波形が反対向きになる（図1-10）。これを位相の逆転（phase reversal）と呼ぶ。この逆転が起こった電極の近傍に異常脳波原があると推定できる。連結縦断法と連結横断法を併用すると突発性異常波の出現部位をかなり正確に同定できるので，部分てんかんの発作焦点をはじめとして局所的異常部位の検索に非常に役立つ（図1-11）。

図 1-11
突発性異常波の焦点同定
2種類（主に連結縦断法と連結横断法）の双極導出法を使用すると，局在性のある突発性異常波の出現部位（焦点）が明瞭に示される．この図ではC3近傍から出現していることがわかる．

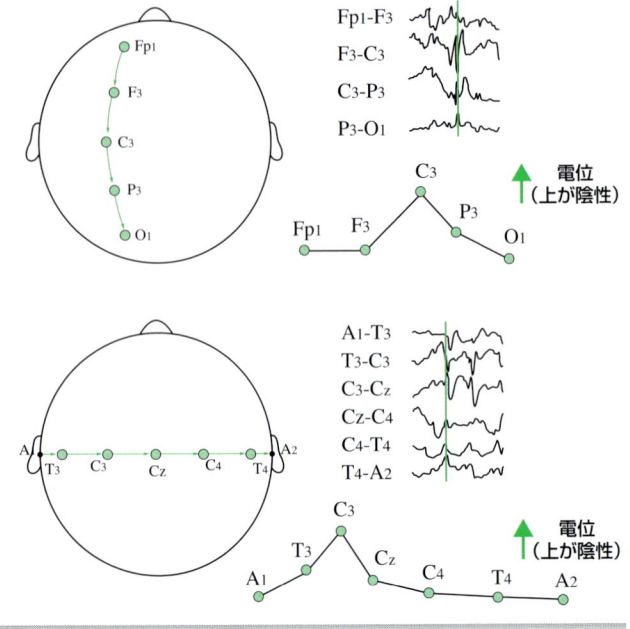

脳波の基本事項 1

F デジタル脳波計

　これまで通常使用されてきたアナログ脳波計は，感知した電位をそのままリアルタイムで記録用紙にインク書きしていた。したがって記録は1回限りであり，再現することは不可能であった。アナログ脳波計では，標準紙送りスピードは3cm/秒，時定数は0.3，フィルターは入れない。振幅は $50\mu V$ を5mmで表すのが基本である。振幅が大きすぎる場合や小さすぎる場合は，増幅度（Gain）を増減することは可能である。しかし，記録の変更はできなかった。

　最近汎用されているデジタル脳波計では，記録データが一旦ハードディスクに入る。アナログ脳波計と同様にリアルタイムで記録用紙にインク書きも可能である。デジタル脳波計の最も有用な点は，記録が終わってから一つの脳波記録をさまざまな導出法に変換したり，事前に設定したさまざまな変数（振幅，時定数，紙送りスピードなど）を変更したりすることが可能なので，てんかん発作焦点の検討などに非常に役に立つことである。

　デジタル脳波計を導入しても，記録用紙へのインク書きは継続したい（図1-12）と考えていた。紙に記録しておくと，外来で脳波結果を直接患

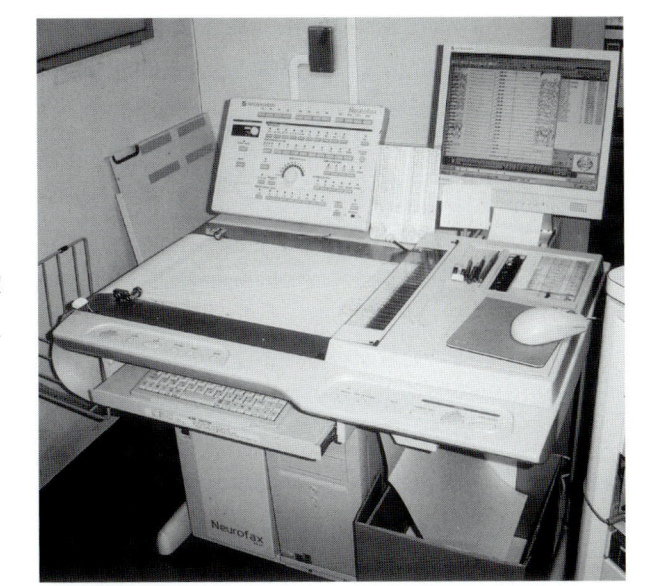

図 1-12　脳波計
写真はデジタル脳波計である．右上モニターで脳波を確認できる．通常はリアルタイムで脳波記録用紙も使用して記録する．

者さんに見せて説明したり，カルテに脳波を保存するのに便利だったからである。しかし当センターでは経費節減および資源節約のため，2010年の電子カルテ導入にあわせて紙記録は中止となった。その後脳波説明は，コンピュータのモニター画面に脳波を示しながら行っている。

　患者・家族の前で条件設定を変更したりして説明もできるので，慣れればペーパーレスでも悪くはないようである。

1. デジタル脳波計の利点

a) 振幅の変更

　振幅（amplitude）の増大は，低電位脳波の診断，特に脳死判定の際に必要である。

　振幅の縮小は，高振幅徐波を見やすくしたり，高振幅棘波の出現部位を明瞭にしたりするのに非常に有用である。高振幅の場合，通常の振幅設定では焦点どころか左右差さえもよくわからないために，全般性と判断してしまうことがある。しかし，振幅設定を下げることによって局在性であることが示されることもある（図1-13，1-14，1-15）。

b) 記録速度の変更

　両大脳半球から突発性異常波がほぼ同時に出現しているように見えても，左右で出現のタイミングがわずかにずれる場合がある。紙送りスピードを速めることによって，この左右差を際立たせることが可能である。

c) 時定数の変更

　時定数とは，較正電圧を入れた時，その振幅が37%に下がるまでの時間（秒）である。この定数が大きいほど遅い現象の記録ができる。逆にこの定数が小さいと遅い現象は無視される。つまり時定数を小さくすると徐波の振幅が減少する。図1-16は図1-15と同じ振幅設定で時定数を10分の1にしている（図1-15：0.3，図1-16：0.03）。徐波成分の振幅が低くなることがわかる。

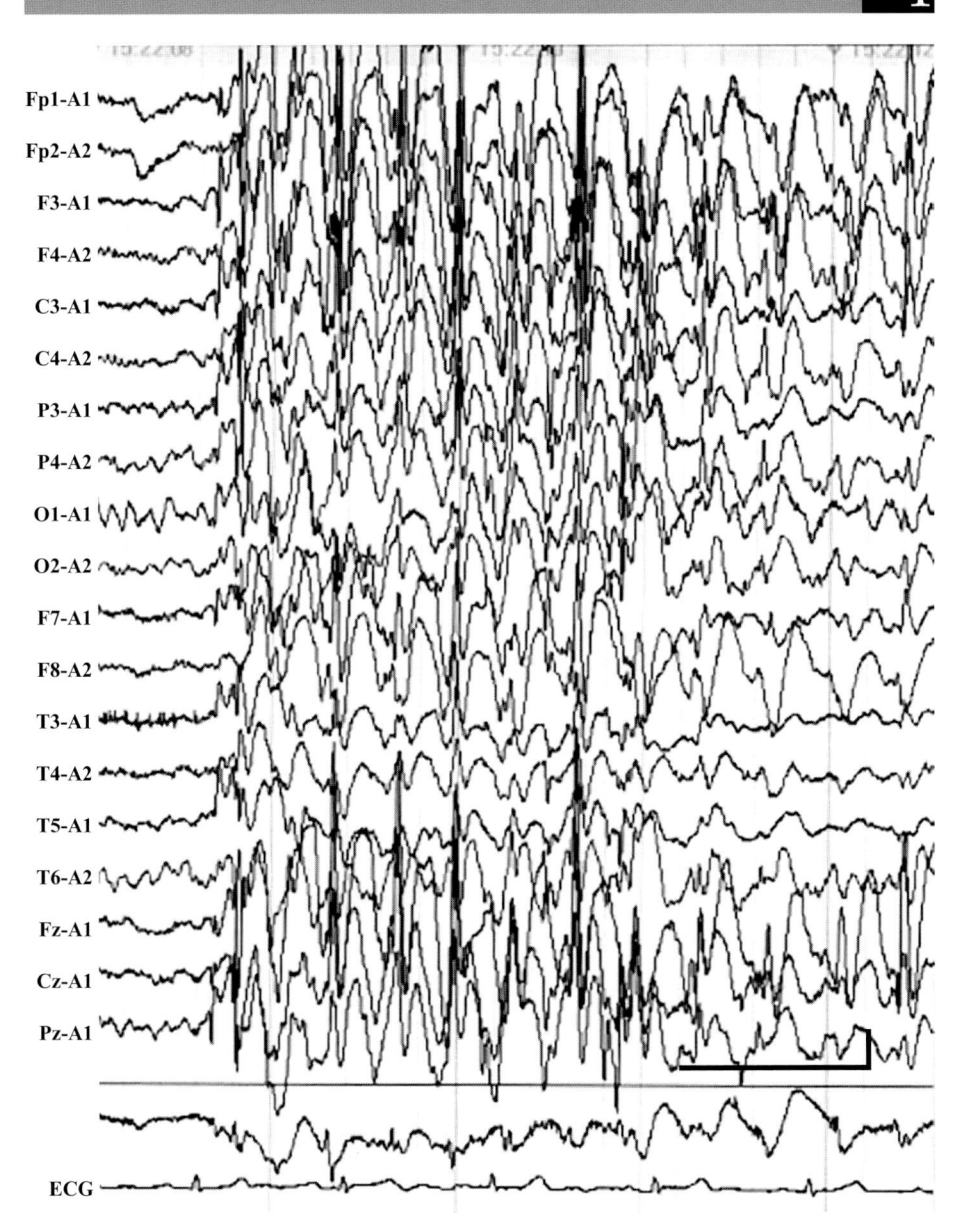

図 1-13 通常振幅（1μV を 1mm）
一見全般性の棘徐波複合に見える．前頭部優位であることは判断できるが，左右差や焦点はわかりづらい．

I. 基礎編

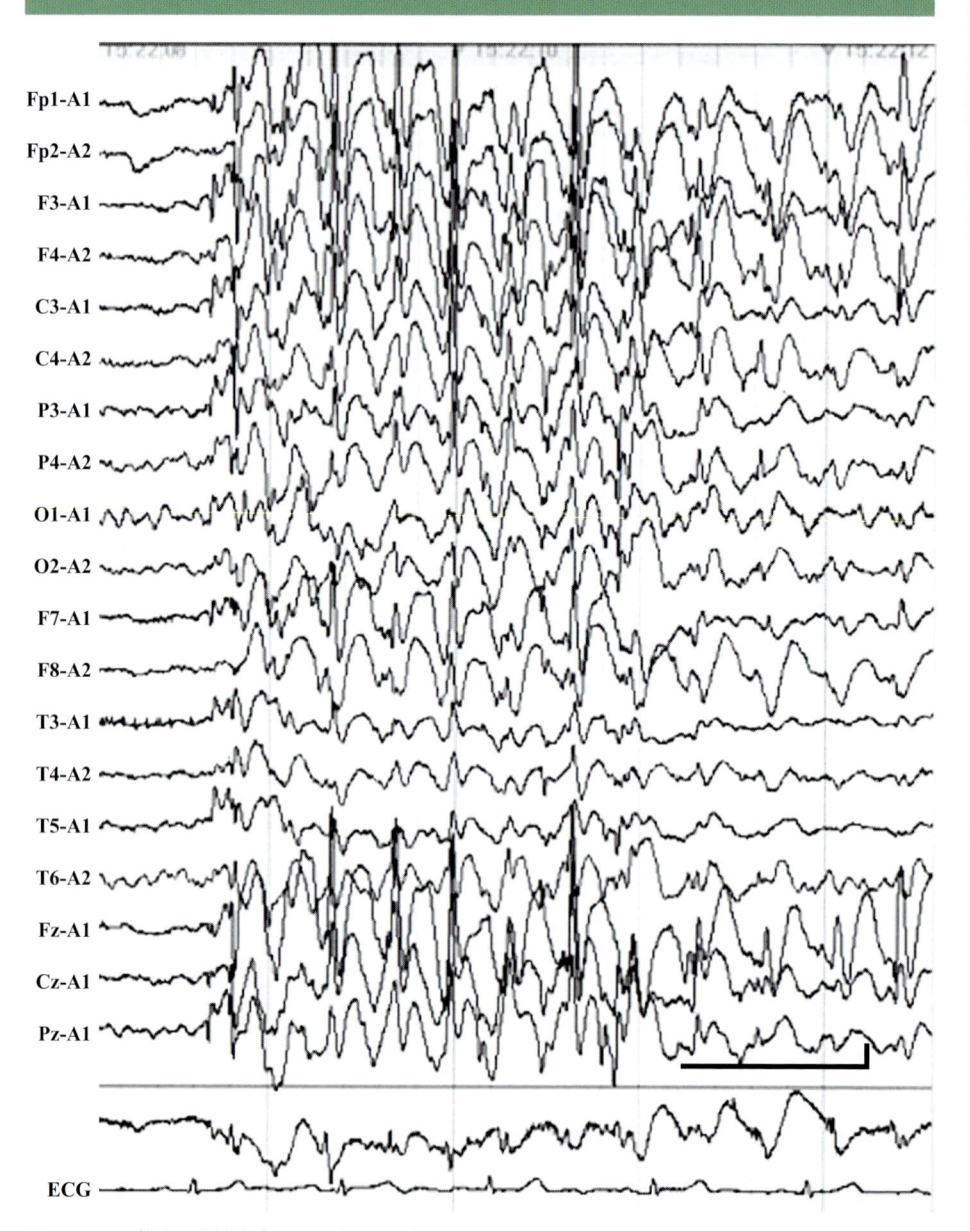

図1-14 3分の2振幅（15μVを1mm）
棘波は左前頭部優位であることがわかる．徐波は右前頭部優位である．

脳波の基本事項 1

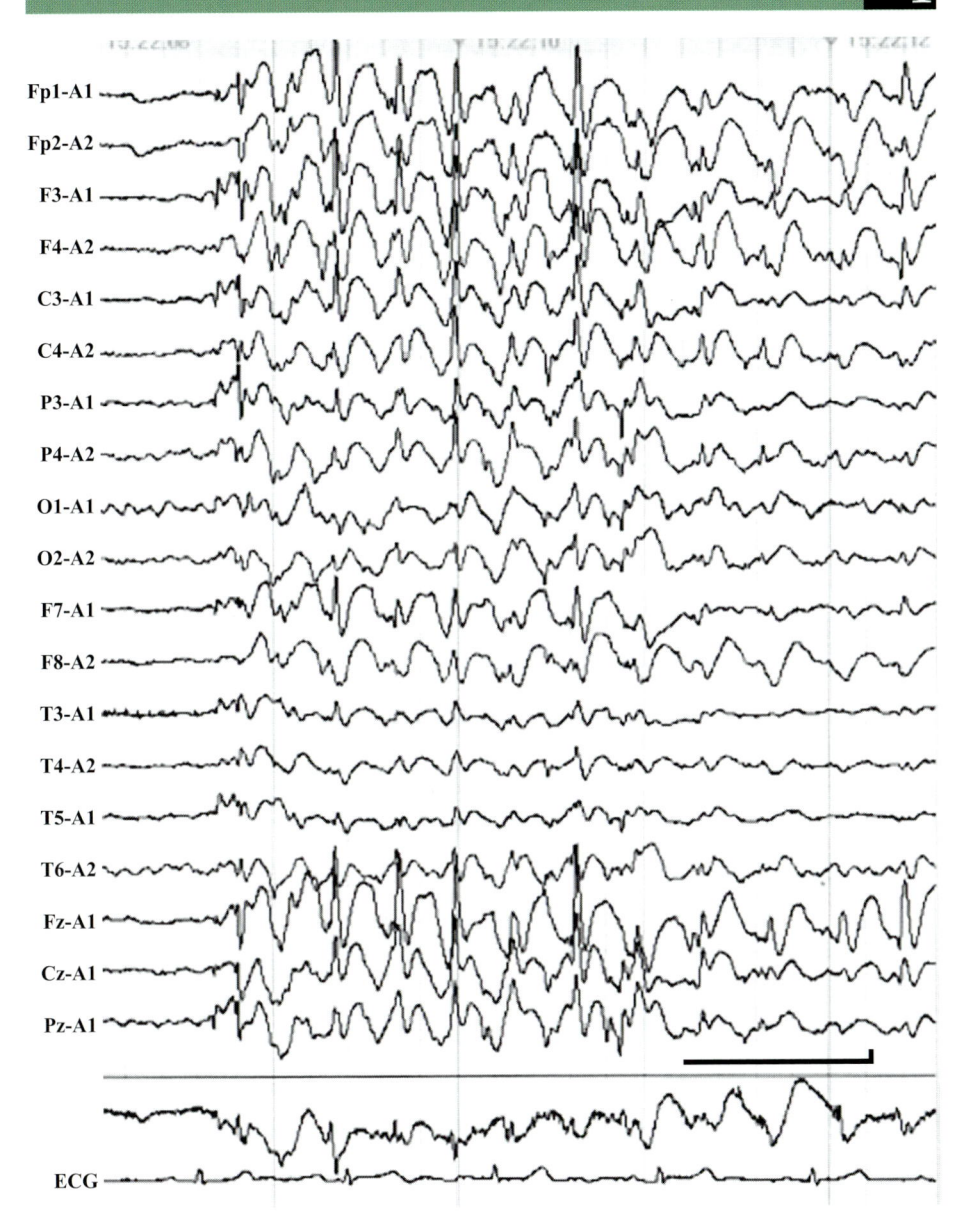

図 1-15　2 分の 1 振幅（20μV を 1mm）
棘波は，Fp1，F3，Fz 優位に出現している．時定数は図 1-13，1-14，1-15 ともに 0.3 である．

15

I. 基礎編

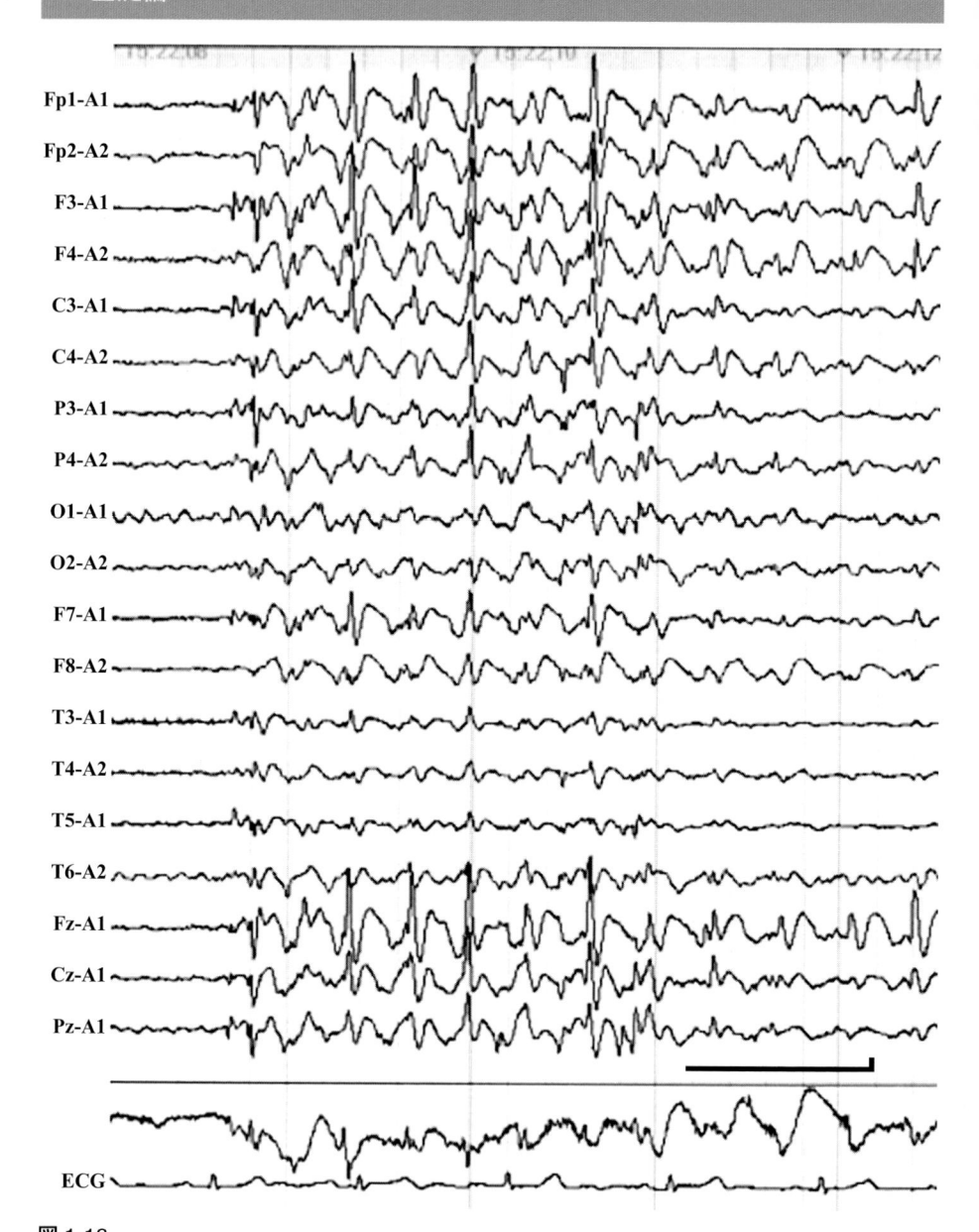

図 1-16
振幅は図 1-15 と同じで，時定数は 0.03 である．図 1-15 に較べ徐波成分が目立たなくなる．

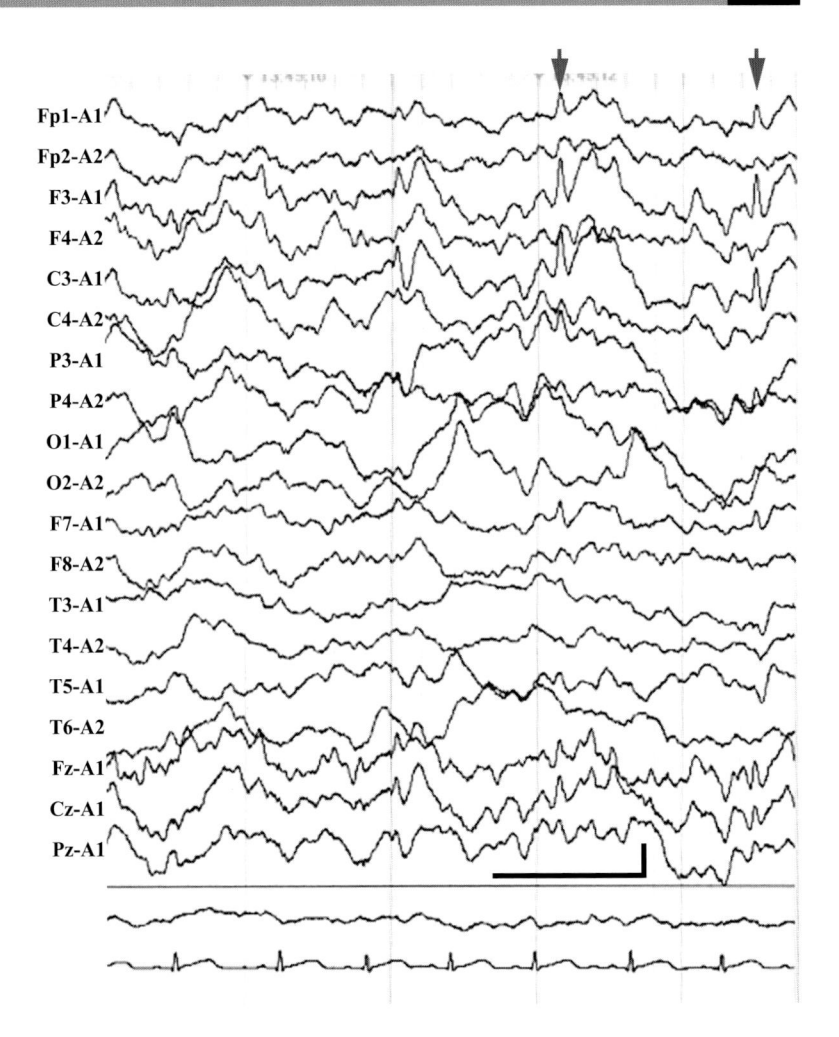

図 1-17　単極誘導
局在性のある棘徐波を F3, C3 に認める.

d）導出法の変換

　一つの記録から，複数の導出法に変更が可能である．図 1-17 は単極導出（MP），図 1-18 は双極導出の縦切り，図 1-19 は双極導出の横切りである．矢印で示した 2 カ所の棘波はいずれも F3, C3 に発作焦点があることが明らかである．

I. 基礎編

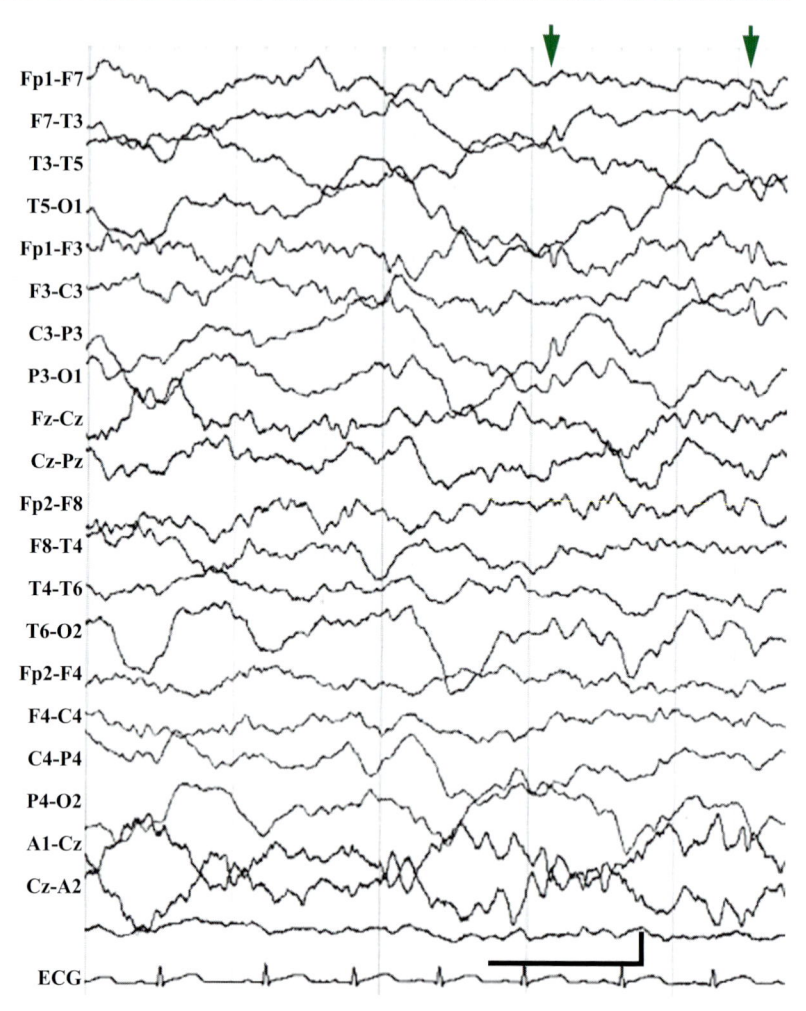

図 1-18 双極誘導（縦切り）
位相が逆転していることから，F3，C3 に焦点を認める．

G ビデオ脳波同時記録

　難治性てんかんの治療にあたっては，できるだけビデオ記録下に発作時脳波を撮ることをお勧めする．発作焦点部位をより明瞭に示すことが可能となる．この検査により，発作間歇時とは異なる部位からの異常局在性脳波を認めることもあるし，場合によっては，まったく突発性異常波を認めずてんかんではないと推測できることもある．

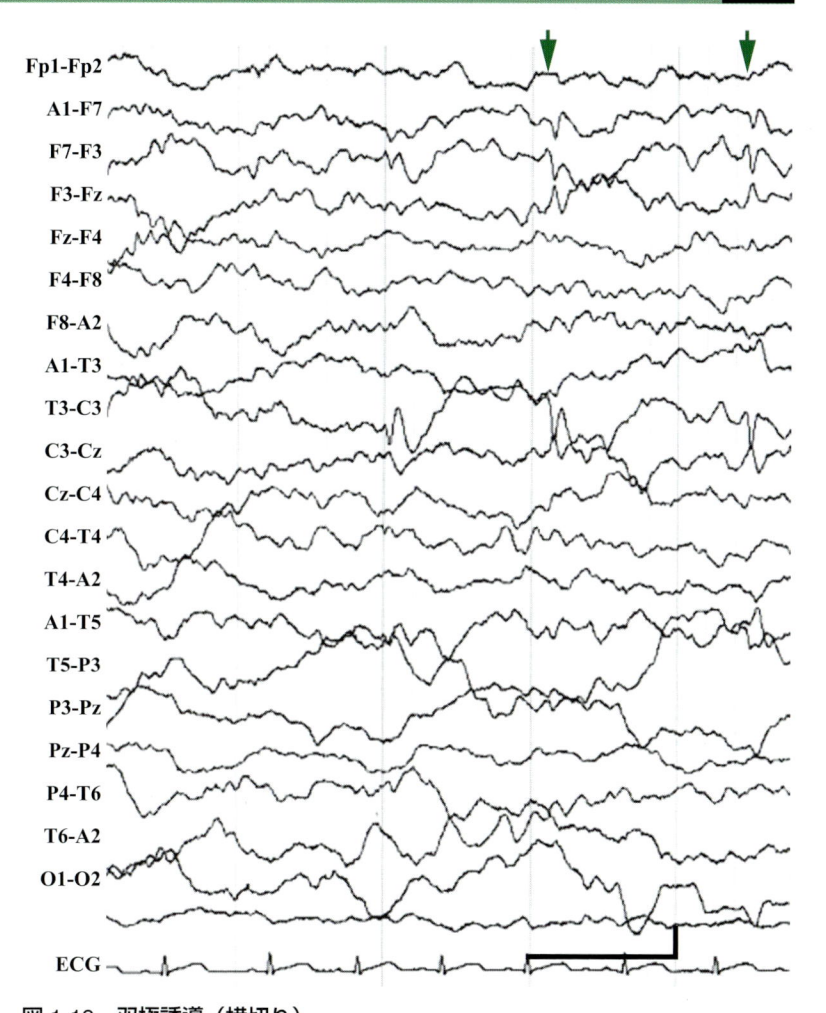

図 1-19 双極誘導（横切り）
こちらも位相逆転から，F3，C3 に焦点を認める．

　専用の機械がなくても，一般的な脳波計とビデオカメラがあれば検査自体は可能である．解析に時間がかかるため，専門病院以外で行うことは難しい検査ではある．しかし治療にあたって非常に大きな情報となるので，可能な限り実施されることをお勧めする．

2 脳波のとり方の基本

A 脳波室

　　　神経細胞の電気活動は非常に微弱であり，これを検出するのに大きな増幅を行うため，他の電気信号が加わると雑音（ノイズ）を生じやすい。以前は，不要な電気信号を遮断するため脳波検査室内にある遮蔽室で検査することが一般的であった。近年は脳波計の性能がよくなり，遮蔽室なしでもきれいな脳波がとれるようになってはいる。原則は各種雑音の混入を避け，静かに入眠して検査できるように遮蔽室で行うことを勧める。基本的にいつもビデオカメラで記録しておくといい。たまたま発作が起きた場合には発作時脳波＋ビデオ同時記録となって有用である。

B 脳波計の設定

　　　脳波計は，もともとは脳波用紙に記録するアナログ式だった。電子カルテの普及に伴い最近は脳波用紙を必要としないデジタル式が主流になっている。デジタル式では，電子ファイルに記録できること，必要な部分だけ紙に印刷できること，後からでも記録をさまざまなモンタージュに変更できることなど多くの利点がある。

　当センターでは，脳波計はすべてデジタル式にしている。基本的にペーパーレスで，モニターで結果を判断している。必要時のみ紙印刷を行う。

　てんかん診断のため行う脳波ビデオ同時記録は，必ず入院検査とし，デジタル脳波計を使ってベッドサイドで記録を行っている。施行後の記録解析に大きな労力を要する。

■脳波計を設定する

脳波計は，使用する20分前にはスイッチを入れて安定させておく．インク量やペンの位置を確認し，記録紙も確認する．記録前に較正して50μVで5mm振れるようにする．標準紙送りスピードは3cm/秒，時定数は0.3，フィルターは入れない．振幅が大きすぎる場合や小さすぎる場合は，増幅感度（Gain）を増減することが可能である．小さくする場合は，2/3，1/2，1/3などに変更する．

■時定数

較正電圧を入れた時，その振幅が37%に下がるまでの時間（秒）．この定数が大きいほど遅い現象の記録ができる．逆にこの定数が小さいと遅い現象は無視される．つまり徐波の振幅が減少する．

■脳波に記録すべきこと

覚醒中の賦活は，開閉眼，光刺激，過換気である．
体動，意識状態，発作の有無（脳波異常出現時），賦活法，不測の刺激，各モンタージュ，記録感度，時定数，紙送り速度（デジタル脳波計では記録後に，モンタージュ・感度・時定数・記録速度すべて変更可能）などの記録条件を残しておく．

C モンタージュ

　モンタージュとは，脳波記録のための電極の組み合わせ方と記録の順序を定めた方式である。電極の位置は国際的に10-20法が推奨されている。当センターの標準的な脳波のとり方では，単極導出（開閉眼，過換気，光刺激）→AV（アベレージ）→双極導出連結縦断法→双極導出連結横断法→単極導出（自然睡眠）→AV→単極導出（覚醒刺激）に戻る。
　最近は紙記録を取りやめ，デジタル脳波計で記録後に自由にモンタージュを変更できるので，途中で操作する必要がなくなった。

I. 基礎編

D 皿電極の付け方

きれいな脳波をとるためには，電極を抵抗少なく付けることが非常に重要なステップである。電極装着部の毛髪をかき分けて，アルコールで頭皮をよくこする。きれいにした頭皮に直接少量の電極糊（ペースト）をつける。つぎに皿電極にもペーストをつけてから頭皮につける。ペースト同士をしっかりと合わせる。上から2cm角のガーゼを押し当てる。電極の接触不良がないかどうか必ず確認する。電極間の直流抵抗が20kΩ以下であることを確認する。

E 脳波検査のための鎮静方法

幼児以下の小児と知的障害のある小児では，覚醒中に安静を保つことが難しい。したがって，脳波をとるために基本的には鎮静する必要がある。薬剤による誘発睡眠を行う。しかし可能であれば，自然睡眠が望ましい。

自閉症や知的障害をもつ人では，いかなる努力をしても睡眠できない場合がある。外来脳波検査にあたっては，眠れないために脳波がとれないこともあることをご家族に予め承知しておいてもらう。

睡眠脳波を確実にとるための基本的な心得としては，以下のものが挙げられる。
1. 検査前夜の睡眠時間を1〜2時間少なめにしてもらう。
2. 検査当日は朝早めに起き，検査まで眠らない。昼寝をしてしまうと検査で眠ってもらうのは非常に難しくなる。
3. 昼食をとってお腹がふくれた時間帯に検査を行う。
4. 睡眠薬を使用する時は，中途半端な量でなく十分量を使用する。

1. 自然睡眠

乳幼児期は昼寝をすることが多いので，眠るのを待ってから検査を行う方法である。入院の場合は夜間に行うことも可能である。しかし，外来ではいつ眠ってくれるかわからないため，一般的には勧められない。年長児では外来でも自然睡眠がとれることが多い。

2. 薬剤による誘発睡眠

① トリクロリールシロップ：0.7mL/kg 程度　最大 20mL（10kg で 7mL，15kg で 11mL）
② トリクロリールシロップ＋アタラックス P シロップ（5mg/mL）：0.3mL/kg 程度（10kg で 3mL，15kg で 5mL）
③ エスクレ坐薬：30〜50mg/kg 程度（10kg で 250mg，15kg で 500mg）

上記のいずれでも眠らない時は半量追加する．それでも眠らないならば，抗ヒスタミン薬の筋注を行う．

④ ①，②，③に追加をした後に，アタラックス P 筋注（25mg/mL）：0.06mL/kg 程度（10kg で 0.6mL，15kg で 0.9mL）

■薬剤による誘発睡眠時の注意事項

1) 眠くなると異常に興奮することがある．特に量的に中途半端な場合にみられる．このような時は，本人が安心できる環境で待てば眠ることが多い．薄暗くて静かな場所を用意しておくことが大切である．
2) どのような薬物を使用した場合でも検査後，酩酊状態，ふらつきなどが数時間持続することがある．転倒，転落などに十分注意するよう家族に伝える．
3) 睡眠効果持続は通常 1〜2 時間である．トリクロリールシロップは持続が長めのことがよくあり，なかには検査の時からずっと眠り続けて夕食がとれない場合がある．無理に起こさなくとも翌朝通常どおり元気であることが多い．
4) 稀に上記のいずれの方法でも呼吸抑制が現れることがある．特に上気道狭窄のある患者では注意する．
5) 自閉症＋精神遅滞がある患者では，どんなに睡眠不足にして薬剤を十分量使用しても眠ってくれない場合がある．検査をあきらめると，帰宅途中の車の中で眠ることがしばしばある．安心して入眠してもらうため，睡眠薬を使用してから短いドライブに出ることもひとつの方法である．

30 分以上の脳波を確実にとるために，当センターでは脳波検査室での検査時間は 1 人 1 時間と設定している．それでも入眠できず，時間切れとなって検査できない場合もある．

I. 基礎編

F 脳波用紙の保存

　てんかん患者の診療では脳波記録が絶対不可欠である。診療する医師自らが脳波を読み，所見を記載し，記録を残すことは当然である。検査所見は，検査当日ないしは説明した当日に記載しておく。

　筆者らは，外来で脳波検査を行った場合，当日ないしはその後の診察日に患者さんの前で記録した脳波をすべて見せて説明している。直接現物を前にして，異常の有無を説明したり以前の脳波との比較を行ったりしている。

　以前は，紙記録をすべて家族・本人の前で広げていた。電子カルテになってからはモニターに画像すべてを展開して見せている。

　外来に紹介された患者家族の中には「これまでの病院では脳波を見せてもらったことはありませんでした」と言われる方がかなり多い。脳波を直接見てもらうと，本人や家族が病気を納得しやすいし，改善すれば実感としてとらえられるので，治療意欲も湧きやすい。ぜひ脳波は直接本人や家族に見てもらうことをお勧めする。

　脳波記録用紙（紙記録の場合）は，重要だと思われる部分を切り取って袋に入れて外来カルテに挟んでおくとよい。この袋の表に患者名，検査年月日，検査所見を記載しておくと，年余にわたる脳波変化が簡単に比較できる。切り取った残りの脳波は，脳波室倉庫に5年間保存しておく。重要なところはカルテに残しておけば，あとで倉庫の中を捜し回る必要はほとんどない。

　カルテや検査結果が電子化されて残されるようになると，資料が紛失する心配は不要になる。しかし，膨大なデータから必要なデータを抽出する作業は時間を要するので，どのような場合でも検査直後に資料整理をする習慣をつけておく。

　紙記録の利点は，きちんと紙カルテに記録用紙を保存しておくと経時的な変化を一目で確認できることであった。電子化してからは，過去の記録との変化を較べるのが少し面倒である。デジタル記録の使い勝手は，これから改良していく必要があるようである。

newLearners'
Technical guide to Pediatric Electroencephalography

II. 実践編

Clinical Bases of Pediatric Electroencephalography

3 代表的な脳波

■脳波を読むということ

　脳波は絶えず変化している。検査にあたっては，安静閉眼覚醒時から始めて，途中で睡眠脳波をとり，最後に再び覚醒するまでをとるのが理想的である。てんかん性異常波が睡眠時だけにしか出現しないてんかん患者もいるので，できるだけ睡眠時をとる。特に浅睡眠期から軽睡眠期の脳波が重要なので，できるだけ覚醒から睡眠脳波までをとれるように努力する。意識障害のある患者や覚醒時に検査が不可能な患者などではこの限りではない。

　脳波の判定は視覚的に行うのが基本である。技術が進歩した今日でも完全な「脳波判読器」は実現していない。成人の基礎波解析はある程度コンピュータで可能であるが，小児の脳波では基礎波に発達現象が認められるので，機械による判読が難しい。また突発性異常波の判定には未だに人の経験が重要である。

　脳波を読む時には，読む事柄を決めて順番に判断し記載する。最も基本的な項目は以下の3点である。1) 覚醒しているか入眠しているか：決め手は後頭部に α 波が出ているかどうかである。入眠している場合には睡眠深度の判定を行う。2) 基礎波に左右差がないか：基礎波に左右差があれば通常は異常であるが，異常でない場合もあるので注意する。3) 突発性異常波が出ていないか：多くの突発波は異常である。しかし正常波には異常波と紛らわしいものが相当たくさんある。パターンを予め認識しておいて鑑別する必要がある。

■脳波を読む時の基本的事項

1) 覚醒しているか入眠しているか
2) 基礎波に左右差がないかどうか
3) 突発性異常波が出ていないかどうか　　　左記を順に判断する

3 代表的な脳波

以下，[A] 正常編，[B] 異常編，[C] 人工産物編に分けて，代表的脳波所見を呈示する。

A 正常編

1. 安静覚醒時

安静覚醒閉眼時の基礎波として，α波が後頭部から頭頂部優位に連続性良好に出現する。通常，振幅は大きくなったり（waxing）小さくなったり（waning）を繰り返す。α波を記載する時は，1）基本的な周波数と振幅，2）出現部位と優位な部位，3）連続性，について述べる。

周波数は多少変動するので，何カ所か測定し最も多く認められる周波数とその範囲を記載する。振幅の変動は周波数の変動よりもさらに大きい。振幅最小のところと最大のところを測定し，その範囲と平均値を記載する。

つぎに α波の最も優位な出現部位を記述する。一般的には後頭部が優位である。ときには頭頂部優位に認めることもある。それから α波の連続性についても検討する。連続性が良好でない場合は混入している波の速さと量を記録する。

■α波の基本的記載事項
1) 基本的な周波数と振幅
2) 出現部位と優位な部位，また左右差の有無
3) 連続性，不良の場合は混入する波の速さと量

後頭部の覚醒時律動性基礎波は1歳くらいで出現する。この波は脳の成熟につれて少しずつ周波数が速くなっていくという年齢依存性がある。安静覚醒時脳波がとれる3〜4歳では周波数は7Hzくらいとなり，ほぼ成人と同様の α波となる。以後徐々に速くなり，15歳頃には10Hzくらいになる（図3-1, 3-2, 3-4）。年少では，後頭部に α波中心の基礎波の中に徐波（高振幅 δ波）の混入がよく見られ，連続性がやや不良の場合が普通である。また年少児の α波は振幅も大きめ（100μV以上）のことがよくある。これらは特に異常ではない。10歳を過ぎると基礎波への徐波の混入は減少してくるし，α波の振幅も徐々に低くなる。成人では，α波の平均振幅は20〜50μVとされている。

II. 実践編

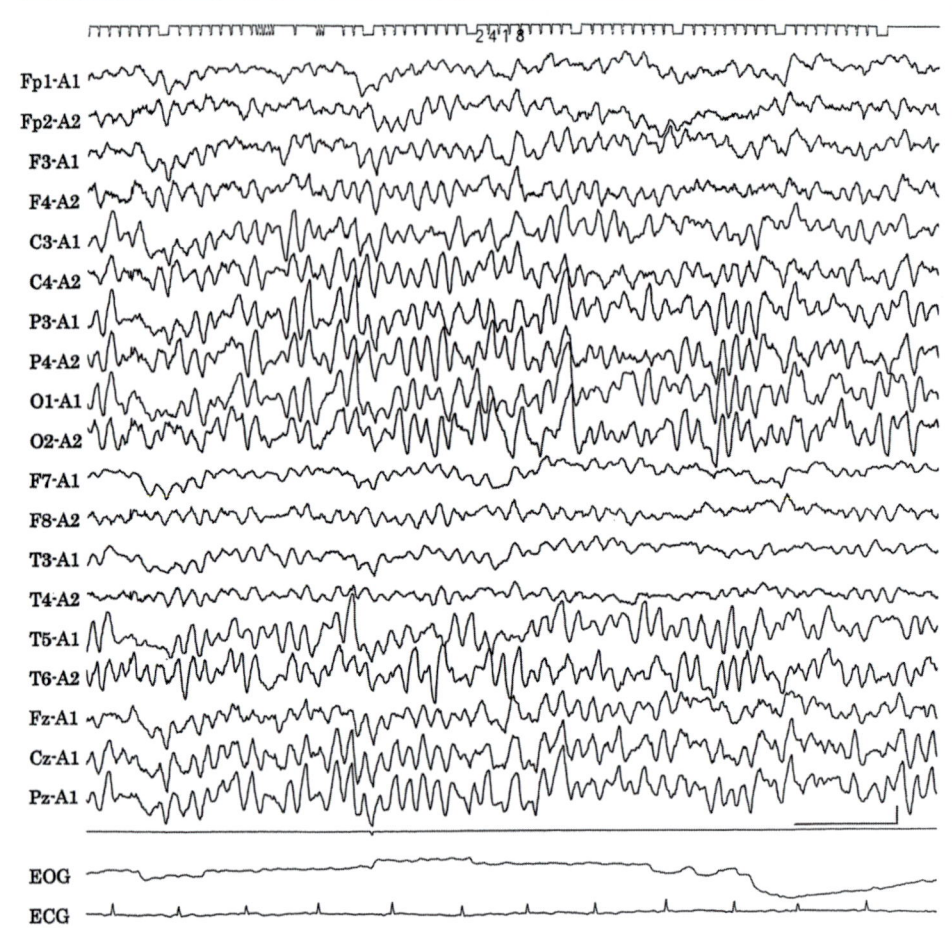

図 3-1　α波（1）
5歳男児　単極導出　周波数約7Hz，振幅は30〜100μVの不規則なα波が後頭部優位に出現している．少量の高振幅θ波を混入している．
脳波をとる時は原則として心電図（ECG）と眼球電図（EOG）を同時に記録する．脳波に同時に載せているスケールは，特に断らない限り横軸目盛＝1秒間，縦軸目盛＝50μVである．

2. 睡眠脳波

　　　　　　睡眠には，浅い眠りから深い眠りに至る睡眠リズムの変化がある（図3-3）．この睡眠深度の変化は，90〜120分かけて浅い睡眠から一旦深くなってまた浅くなる．これを一つの単位として，一晩中繰り返している．朝方の方がより浅い睡眠が増加するとされる．脳波を見ることによって睡眠深度の判定が可能である．

3 代表的な脳波

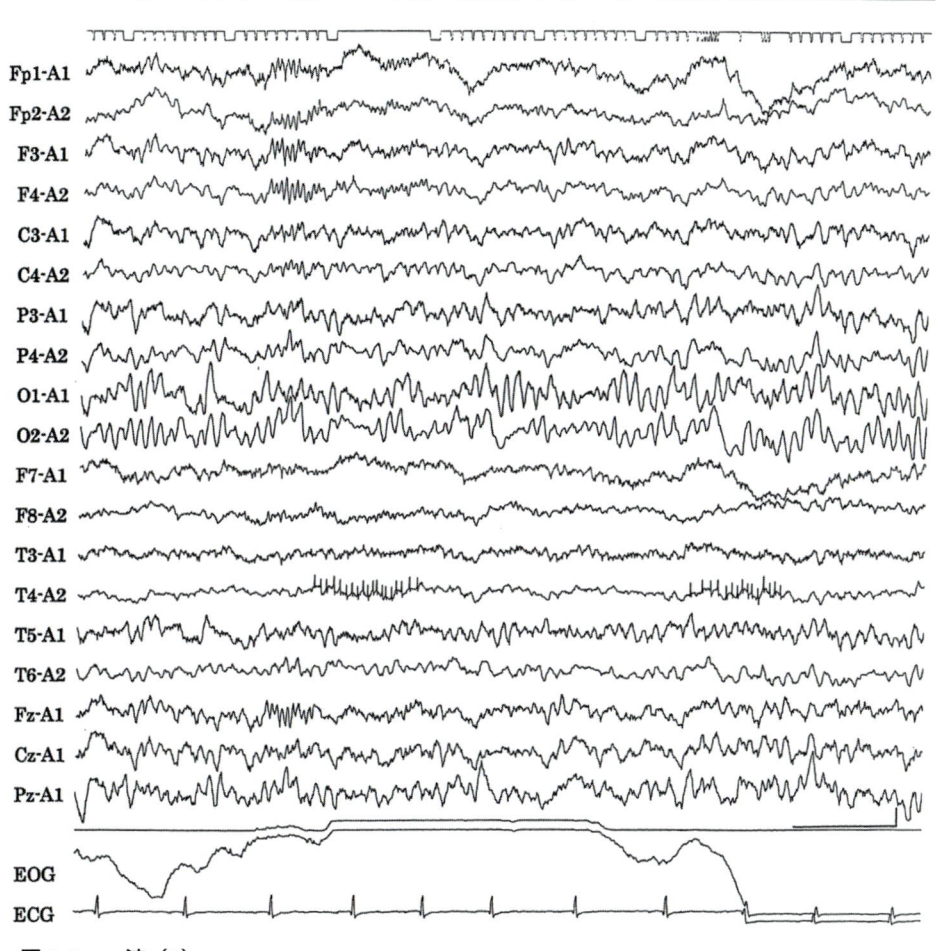

図 3-2　α波（2）
10歳男児　単極導出　周波数 8〜9Hz，振幅は 30〜100μV のやや不規則な α波が後頭部優位に出現している．少量の θ波が混入している．前頭部に少量の β波を認める．

　睡眠ステージは表 3-1 のように分類される．覚醒時はきれいな α波が連続しており（図 3-4），眠くなってくると α波がとぎれとぎれとなり，消失する．以後，睡眠に特有の波形が出現し，連続性をもってステージが変化してゆく．
　浅睡眠期と軽睡眠期はてんかんの診断には非常に重要である．てんかんの疑いのある人では，できるだけこのステージが入るように検査を行

II. 実践編

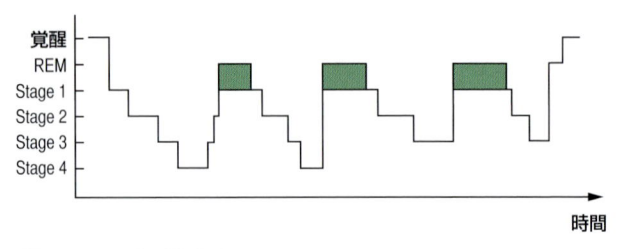

図 3-3　睡眠ステージの模式図
通常の睡眠では，ステージ 1 から 4 に徐々に移行し，それから急速に REM まで浅くなり再度深くなっていく睡眠周期を繰り返している．1 回の睡眠周期はおよそ 1.5 時間から 2 時間を要する．

う。眠れない人の場合は睡眠導入剤を使用することも多い。薬剤を使用すると浅睡眠期の時間が非常に短くて深い睡眠が多くなる傾向がある。

a) 浅睡眠期：ステージ1（図 3-5，3-6）

　眠りに入ったばかりの浅い睡眠である。簡単に覚醒できる。全体が低振幅になり，さざなみ期ともいう。軽い音刺激で α 波が出る。これを逆説性 α 波という（図 3-5）。しばらくすると頭蓋頂部を中心に高振幅鋭波が出現する（図 3-6）。これは頭蓋頂一過性鋭波（vertex sharp transient）が正式名で，頭蓋頂鋭波（vertex sharp wave）または瘤波（hump）ともいう。この波には左右差が見られることがあり，高振幅で尖端が先鋭になることもよくある。突発性異常波と誤らないように注意が必要である。出はじめは一側しか出ないことがあり．時間の経過とともに対称性に出現するようになる。

表 3-1　睡眠ステージ

	覚醒期	α 波→断続的 α 波
ステージ1	浅眠期	α 波消失，平坦脳波（さざなみ波），低振幅 θ 波，ときに速波，頭蓋頂鋭波
ステージ2	軽睡眠期	頭蓋頂鋭波，睡眠紡錘波，K-complex（K-複合）
ステージ3	中等度睡眠期	睡眠紡錘波，高振幅徐波
ステージ4	深睡眠期	高振幅徐波連続，睡眠紡錘波なし
REM	レム期	急速眼球運動，低振幅 θ 波，速波

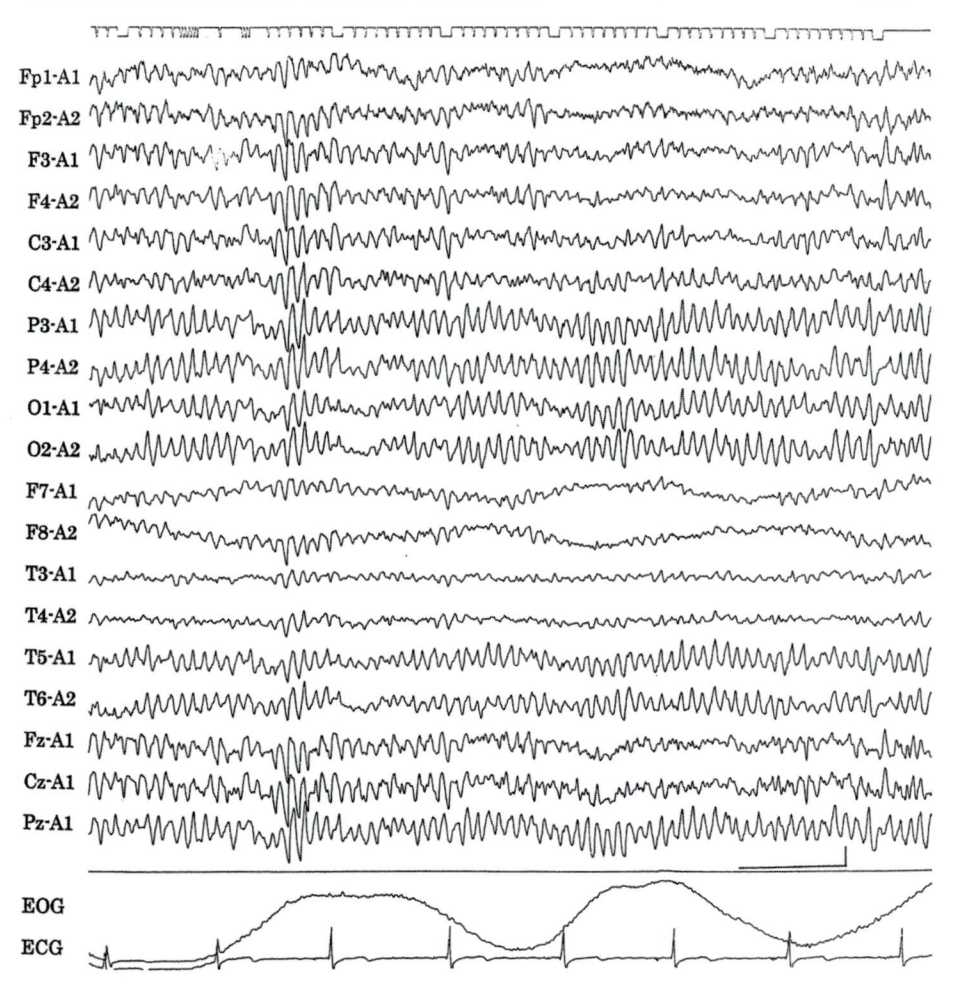

図 3-4　覚醒時脳波
15 歳女児　単極導出　周波数 10Hz，振幅 30〜100μV の比較的規則的な α 波が漸増漸減しながら連続性良好に後頭部優位に出現している．
図 3-4 から図 3-7 は同一人の覚醒から自然睡眠までの連続記録の一部である．脳波は覚醒から睡眠に至るまでに大きな変化をしていく．

II. 実践編

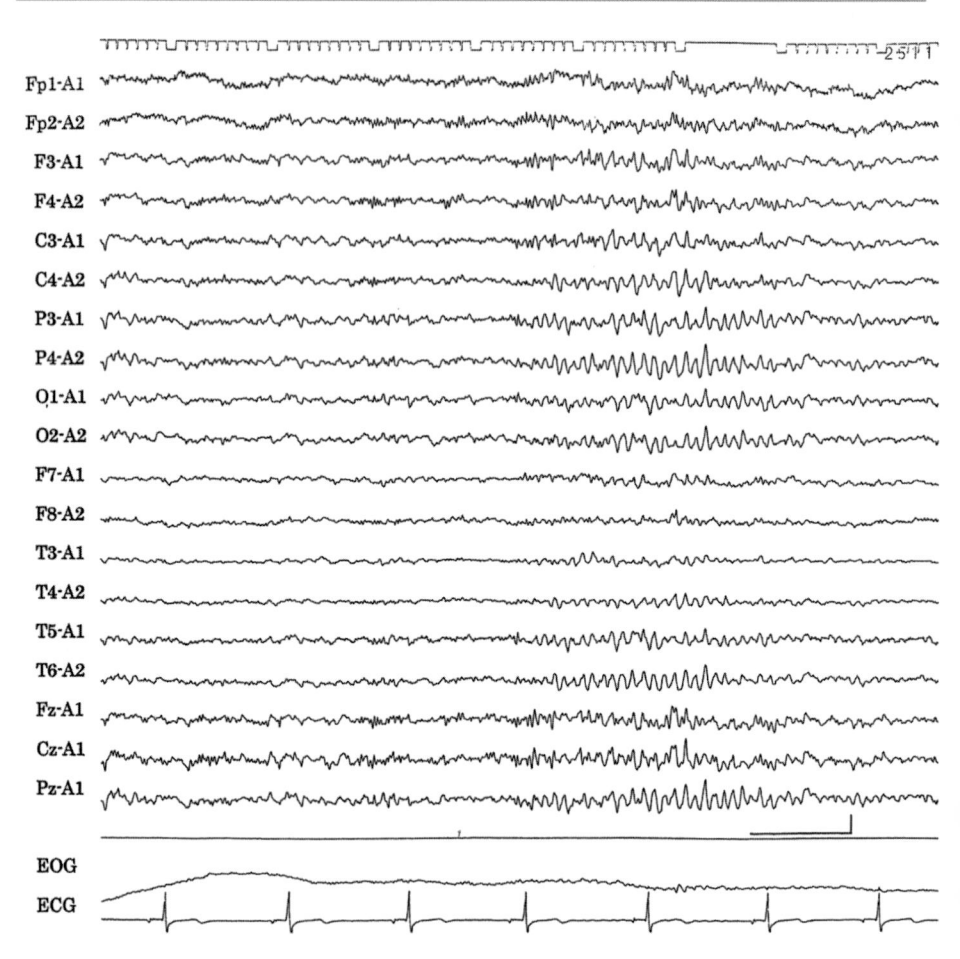

図 3-5　睡眠時脳波　ステージ 1
15 歳女児　単極導出　α 波がとぎれとぎれに出現．合間は振幅の低い θ 波が主体となっていて，睡眠ステージ 1 である．音刺激などの覚醒刺激で α 波が出る．逆説性 α 波という．

代表的な脳波 3

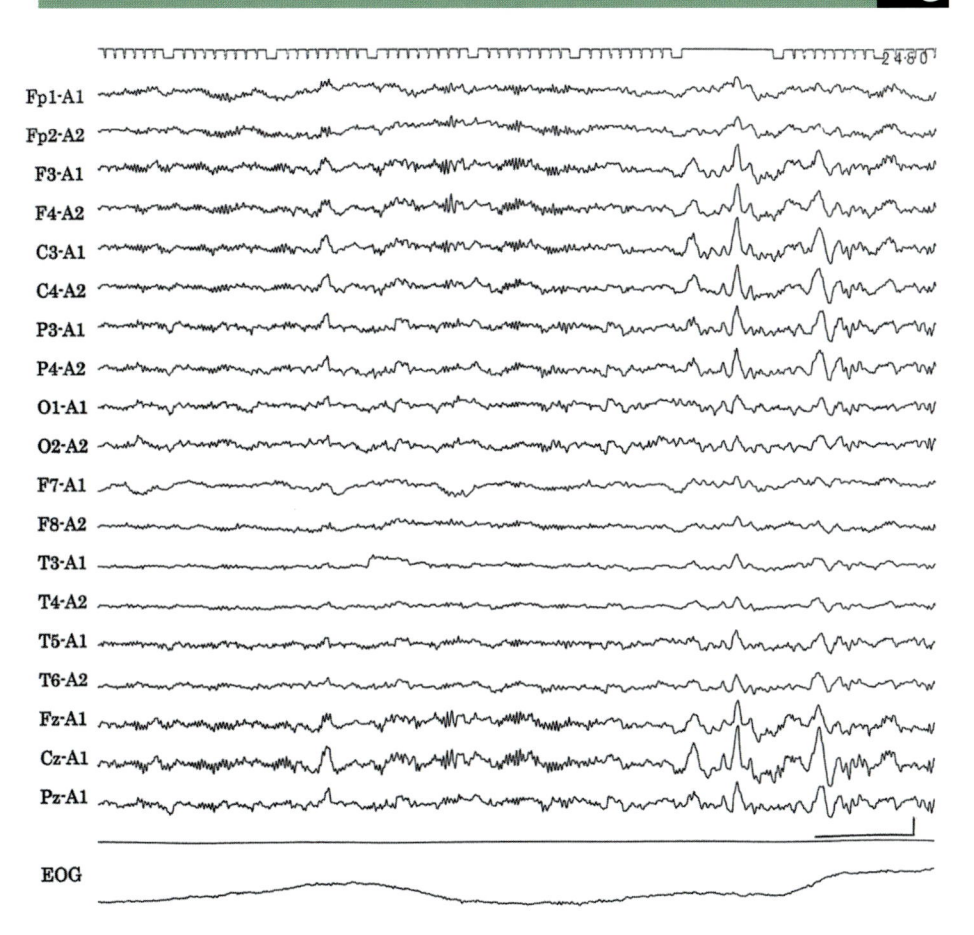

図 3-6　睡眠時脳波　ステージ1〜ステージ2

15歳女児　単極導出　α波は完全に抑制され振幅の低い θ 波が主体である．前頭部に β 波を少量認める．中心部（C3，C4）を中心に前頭部（F3，F4），頭頂部（P3，P4）まで，高振幅な θ 波を認める．これは頭蓋頂鋭波（vertex sharp wave，あるいは瘤波 [hump] ともいう）である．最も高振幅な部位は中心正中部（Cz）である．尖端は先鋭ではない．1 相性の時と 2 相性の時がある．基本的には左右対称性である．睡眠紡錘波が出現し始めている．

II. 実践編

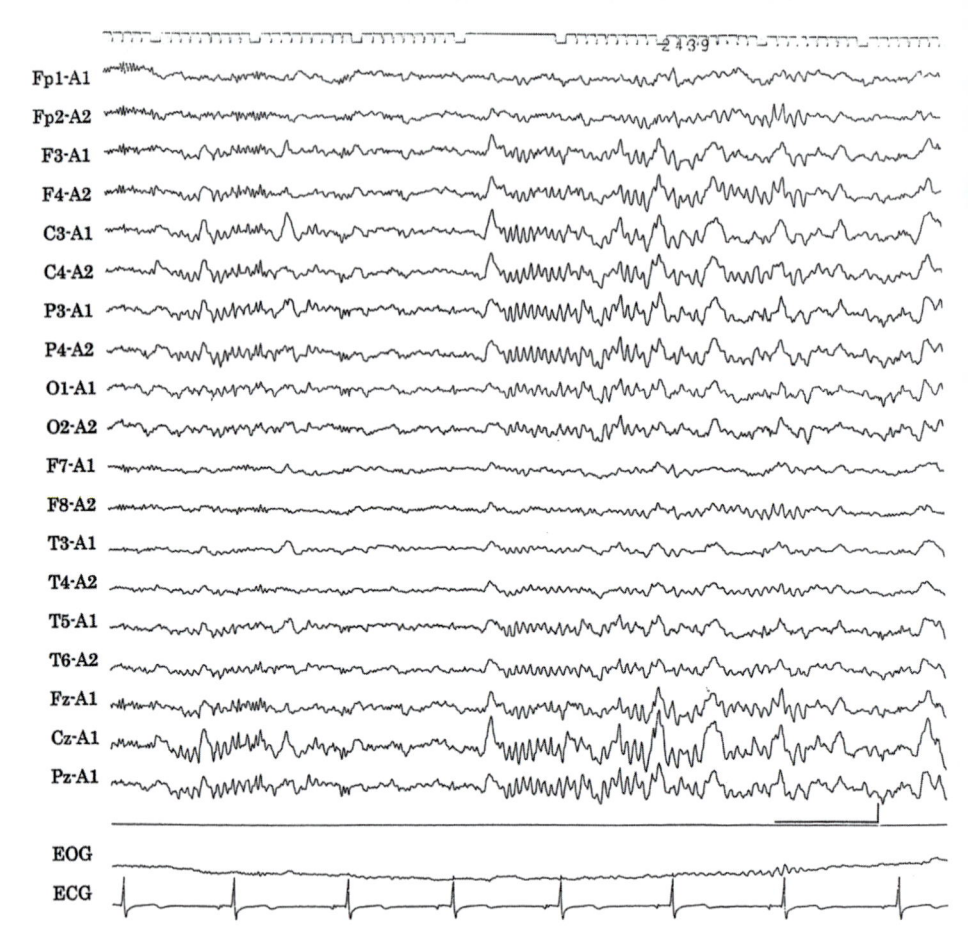

図 3-7　睡眠時脳波　ステージ 2
15 歳女児　単極導出　頭蓋頂鋭波に引き続いて周波数 14Hz，振幅 30〜50μV の律動的な β 波を中心部（C3，C4）から頭頂部（P3，P4）に認める．睡眠紡錘波である．正中部（Cz，Pz）で最も振幅が大きい．基本的には左右対称性に出現する．

b) 軽睡眠期：ステージ 2（図 3-7）

浅睡眠期を過ぎると，しっかりした睡眠に入る．頭蓋頂鋭波に加えて睡眠紡錘波（spindles）が出現する時期である．K-複合（K-complex）は，睡眠紡錘波を伴う高電位 2 相性徐波である（図 3-8）．振幅は頭頂部で最も高くなる．K-複合は，睡眠中に自発性に出現する場合と突然の感覚刺

代表的な脳波 3

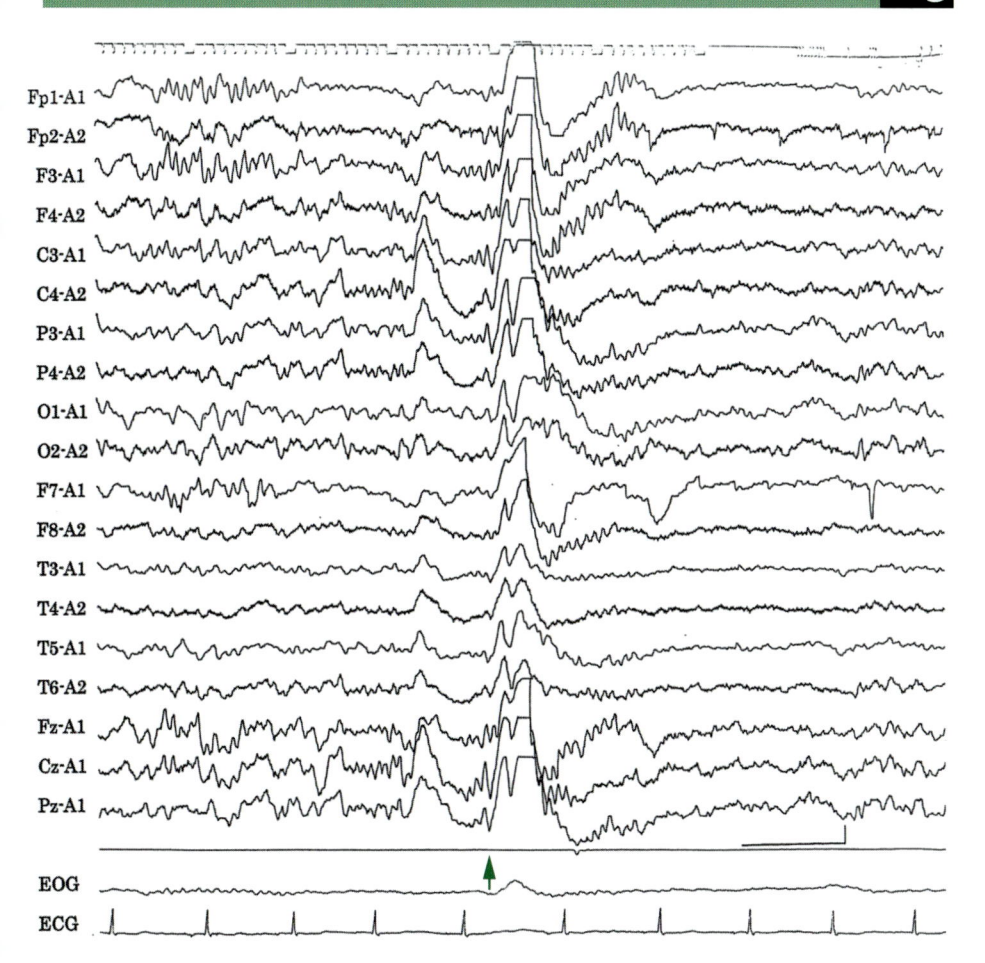

図 3-8　K-複合
15 歳女児　単極導出　ステージ 2 睡眠中に音刺激で誘発した．全般性に高振幅のやや先鋭な θ 波に高振幅徐波が続き，さらに紡錘波が続くパターンである．θ 波が先行しないで高振幅徐波だけが出現することもある．ステージ 2 中に出る波形で，音刺激で誘発される場合と自然に出現する場合もある．覚醒反応を抑えている活動と考えられている．

激（音刺激や触刺激など）に反応して出現する場合がある。睡眠紡錘波も K-複合も基本的には左右対称性に出現する。しかし 1 歳以下では対称性でなくとも正常である。

II. 実践編

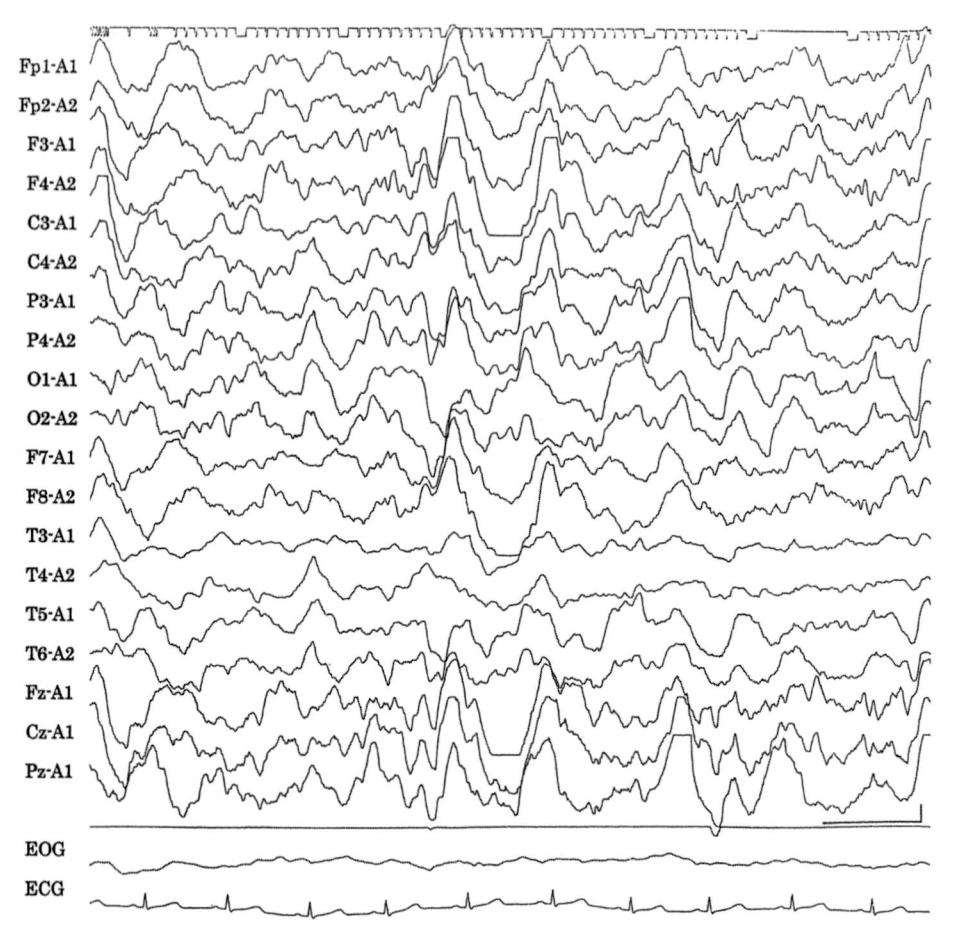

図 3-9　睡眠時脳波　ステージ 3
8 歳男児　単極導出　後頭部優位の高振幅 δ 波が出現している．前頭部には少量の睡眠紡錘波を認める．ステージ 3 で認められる δ 波の量は全体の 20〜50%とされる．

c）中等度睡眠期：ステージ 3（図 3-9）

　さらに睡眠が深くなると頭蓋頂鋭波は出現しなくなり，高振幅徐波が出現する。高振幅徐波の出現量は 20〜50%とされる。睡眠紡錘波はまだ少量認められる。容易には覚醒できない時期である。

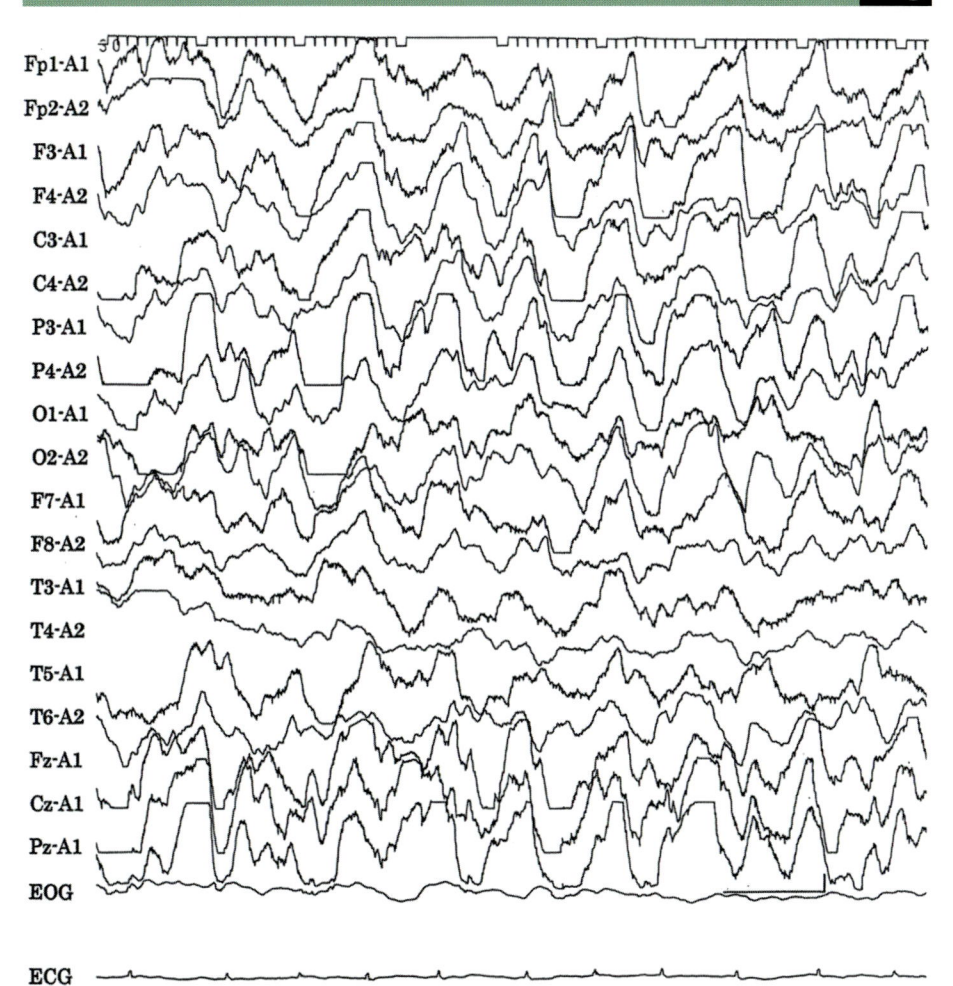

図 3-10　**睡眠時脳波　ステージ 4**
3 歳女児　単極導出　高振幅 δ 波が全般性に出現している．δ 波が全体の 50%を超えたらステージ 4 とする．最も深い睡眠である．

d) 深睡眠期：ステージ 4（図 3-10）

　高振幅徐波が 50%を超える．睡眠紡錘波は認めない．最も深い睡眠である．通常の外来検査での脳波でステージ 4 がとれることはほとんどない．

II. 実践編

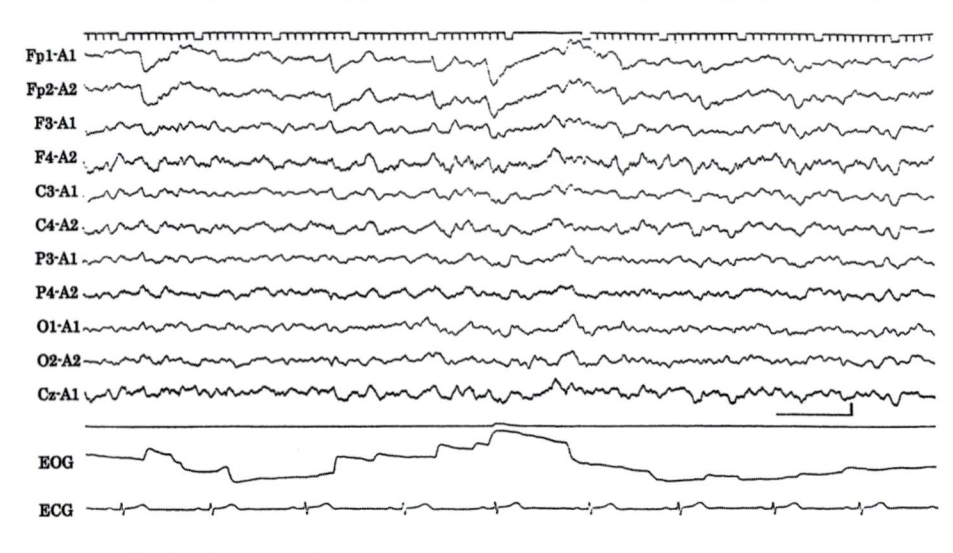

図 3-11 睡眠時脳波　REM 睡眠
13 歳女児　単極導出　基礎波は θ 波が主体で，少量の δ 波と β 波を混じている．基本的にはステージ 1 と脳波の上で鑑別は困難である．REM 睡眠の最も大きな特徴は，このような脳波の活動性に加えて大きな眼球運動を認めることである．眼球電図ではぎくしゃくした大きな眼球の動きを認める．

e）REM 期（rapid eye movement）（図 3-11）

脳波はステージ 1 に似ている。REM 期の特徴は四肢の筋緊張が低下し，眼球運動が盛んに認められることである。夢を見ている時である。成人で入眠後直ちに REM 期に入る場合は眠りの質に問題があると考える。ナルコレプシーの患者では入眠してすぐに REM 期に入るのが一つの特徴である。ただし，乳幼児では入眠後直ちに REM 期に入っても異常ではない。

f）覚醒反応（図 3-12）

検査の終盤になると声かけ刺激で睡眠を中断する。この時，小児では不規則な高振幅徐波を全般性に認めることが多い。持続時間は，10 秒間程度から長いと 1 分間以上続く場合もある。この高振幅徐波を特別な異常ととらないように注意する。この徐波は「眠りから完全に醒めずにボーっとなっている」状態を反映しているようである。

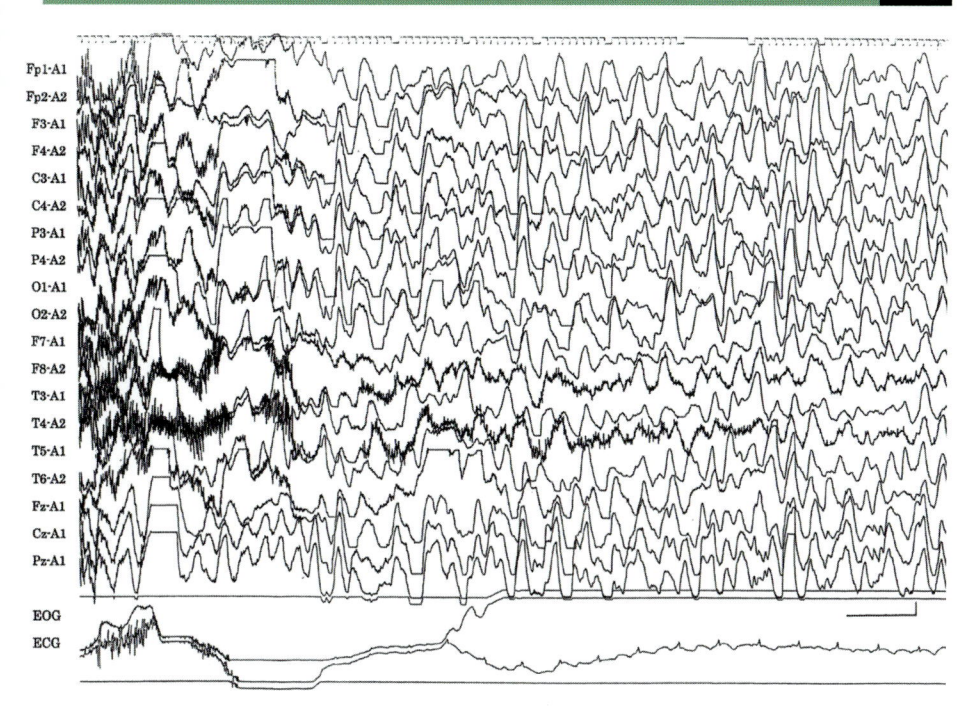

図 3-12　睡眠時脳波　覚醒反応
5歳男児　単極導出　睡眠中に強い音刺激で強制的に覚醒に至る時である．全般性にやや不規則な高振幅 δ 波を認める．10秒間から人によっては30秒間以上継続することもあるが，この図程度ならば正常範囲の所見である．

3. 負荷脳波

覚醒脳波施行時に開閉眼，過換気，光刺激などの負荷を行って脳波の変化を見る．

a) 安静覚醒時開閉眼

開眼すると α 波は振幅低下ないしは消失する．これを α 減衰（α-attenuation あるいは α-block）と呼ぶ（図3-13）．また精神的に緊張すると α 波が減って，前頭部の速波（β 波）が増加する．

II. 実践編

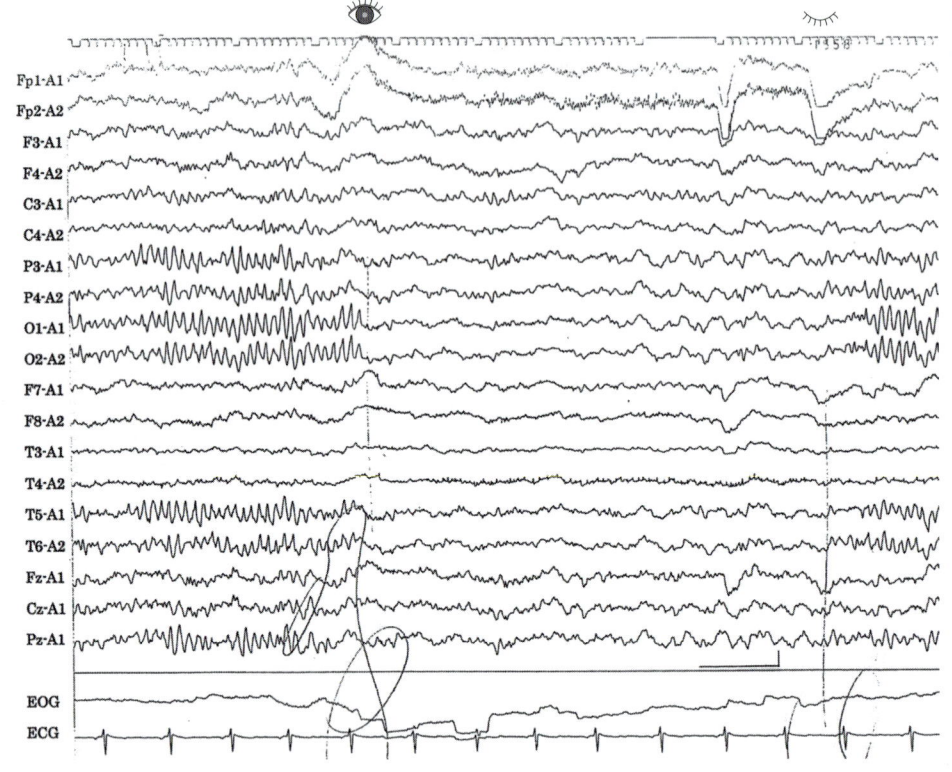

図3-13 開閉眼
12歳女児　単極導出　安静覚醒時　基礎波は周波数約10Hz, 振幅30～70μVのα波で後頭部優位に出現している．開眼（マーク）に伴いα減衰を認める．閉眼（マーク）すると再びα波が出現する．開眼に伴ってα波の減衰を認める，と記載する．

b）過換気

　3分間深呼吸を行ってもらう．幼児や小学生で施行困難な場合は，風車や紙製のおもちゃを口で吹いてもらったり，1から100までゆっくり声を出して数えてもらったりする方法もある．過換気によって二酸化炭素分圧が減少して脳血管が収縮し，脳血流が減少することによって脳波変化が現れるかどうかをみるものである．通常，小児では変化が現れやすく，基礎波の周波数が小さくなり振幅が増大することが多い．これをビルドアップ（build-up）という（図3-14）．正常では，過換気終了後1分30秒以内に元に戻るとされている（図3-15）．多くは30秒程度で元に戻ることが多い．

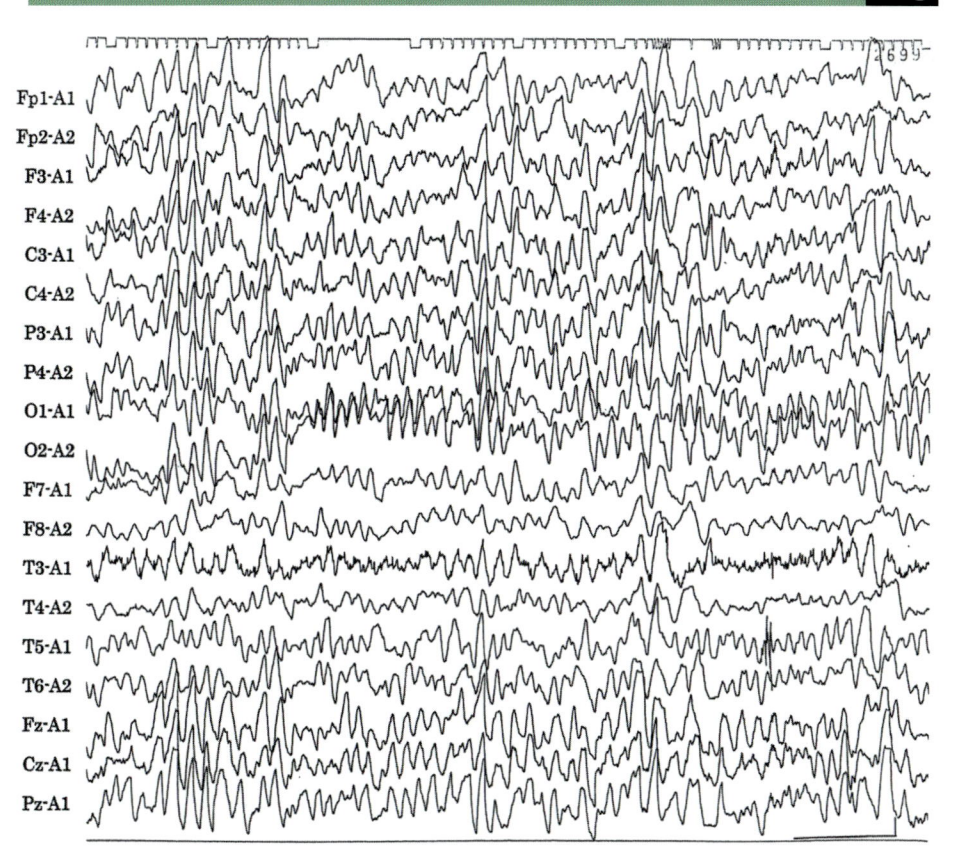

図 3-14 過換気脳波
11 歳女児　単極導出　安静覚醒閉眼時　過換気開始後 2 分 30 秒経過時点　基礎波は 8〜9Hz の α 波で後頭部に優位に見られる．全般性に高振幅 θ 波を認める．この高振幅 θ 波の出現は，前頭部に優位だったり左右差が見られたりするところもある．過換気によるビルド・アップ（build-up）である．

　欠神てんかんでは過換気によって脳波異常と意識消失発作が誘発されやすいことが知られている。欠神てんかんの診断のために必要な負荷検査である。
　また過換気を行ってビルドアップが起き，回復してから再度高振幅波が出ることがある。これをリビルドアップ（rebuild-up）という。もやもや病で見られやすい所見である。もやもや病の場合，血管収縮により脳梗塞がひき起こされる可能性もあるので，本検査を行うかどうかは事前に慎重に検討する。

II. 実践編

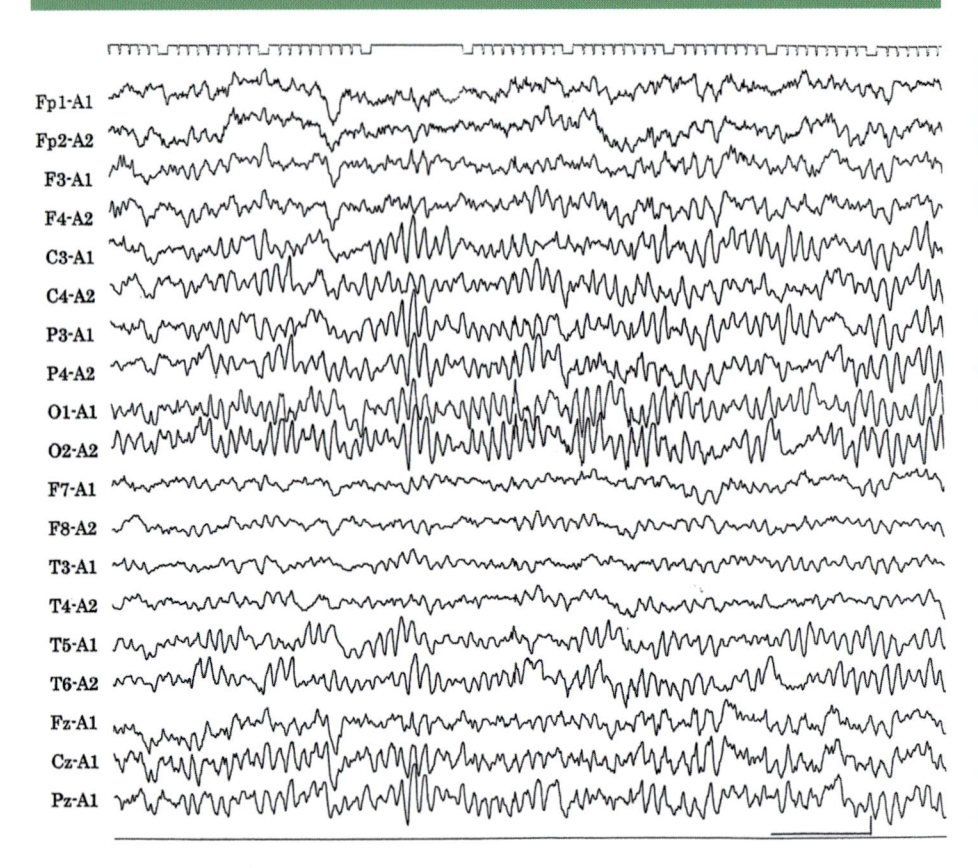

図 3-15　過換気後脳波
11歳女児　単極導出　前の脳波の1分後　過換気は3分間で終了し，30秒経過した脳波．高振幅 θ 波はほとんど消失した．やや振幅の高い α 波が連続している．ビルド・アップの回復（recovery）は良好．通常1分30秒以内に過換気前の基礎波に戻る．

c）光刺激

　　眼前30cm程度のところに周波数変更できる点滅光源を置く。連続10秒間の点滅光刺激を10秒間の間隔をおいて繰り返す。当センターでは，3Hzから12Hzまでの各整数周波数と，15，20，25，30Hzの周波数による光刺激を使用している。点滅とまったく同じリズムあるいはその倍数ないしは約数で後頭部に陽性波あるいは陰性波が律動的に見られることがある（図3-16）。光刺激を止めるとこの波も消える。これを光駆動（driving）と呼び，正常の現象である。

3 代表的な脳波

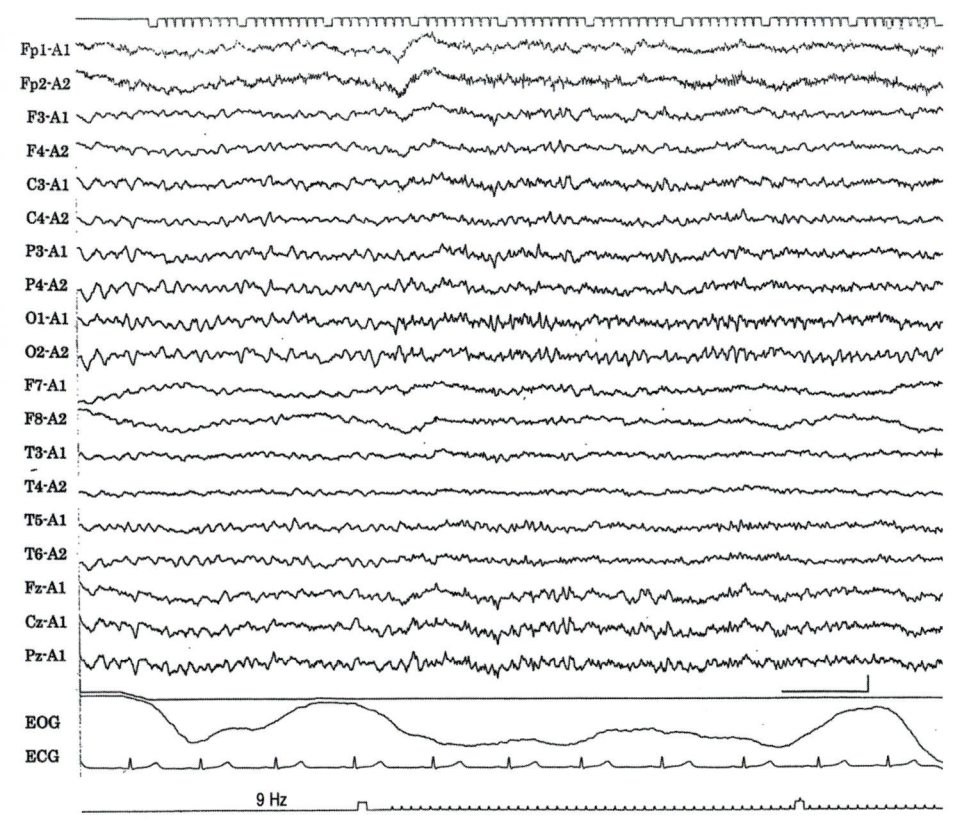

図 3-16 光刺激による光駆動
13 歳女児　単極導出　安静覚醒閉眼時　9Hz の光刺激をしている時に，刺激に同調して両側後頭部に陽性ないしは陰性に尖端がやや先鋭な α 波を認める．9Hz の光刺激で光駆動を認める，と記載する．

　光刺激中に突発性異常波が出現したり，実際にけいれん発作が誘発されたりすることがある。この場合は光過敏性（photosensitivity）があると判断する。光刺激でけいれん発作が誘発される人では，テレビ，ビデオゲーム，映画館，プールサイドなどで点滅光刺激が入らないよう細心の注意をする必要がある。

4. 異常と間違えるかもしれない所見

知らないと異常所見と見誤る正常所見，あるいは意義不明の所見がいくつかある。パターンをしっかり覚えて異常所見と間違えないようにする。脳波を正しく読むことは，患者に余計な心配をかけないために重要なことである。脳波所見の記載では正常か異常かを判断すべきであるが，臨床場面ではどちらとも決定し難い場合がある。その時は境界域所見（borderline）として波形を記録しておく。代表的な所見を挙げる。

a) μ（ミュウ）律動（図 3-17）

覚醒時に中心・頭頂部に出現する 7〜11Hz の逆アーチ型の波から成る律動である。閉眼時に α 波が出現している時はあまり目立たず，開眼時に α 波が減衰している時に出現することがある。μ 律動は，一見振幅の低い棘波が連続しているように見えることもあるが，開眼時に目立つことと，出現する部位がほぼ中心部に限られていることから，鑑別は比較的容易である。

b) 後頭部徐波（図 3-18）

学童期から思春期にかけて，覚醒時に後頭部に α 波に混在して中等度振幅の徐波を見ることがある。直前の α 波が鋭いと，後述する鋭徐波複合に見誤る場合もありうるので注意する。直前の α 波の立ち上がりが通常の α 波と同様であることを確認する。この徐波は，成人ではほとんど見られない。

c) 入眠期同期性高振幅 θ（シータ）波
   （hypnagogic hypersynchronous θ）（図 3-19）

生後 5〜6 カ月より出現する入眠期高振幅 θ 波で，小学校中学年くらいまで見られることがある。前半部に棘波様の波が入ることもあり，正常か異常か非常に紛らわしいものである。"pseudo petit mal discharge" と呼ばれて，熱性けいれんとの関連性が指摘されたこともある。熱性けいれんの患者でこの所見をよく見ることがあるのは確かである。しかし熱性けいれんに特異性があるわけではない。

この波形は基本的には正常範囲の波形であるが，筆者は棘波成分が多い場合は境界域所見として記載している。

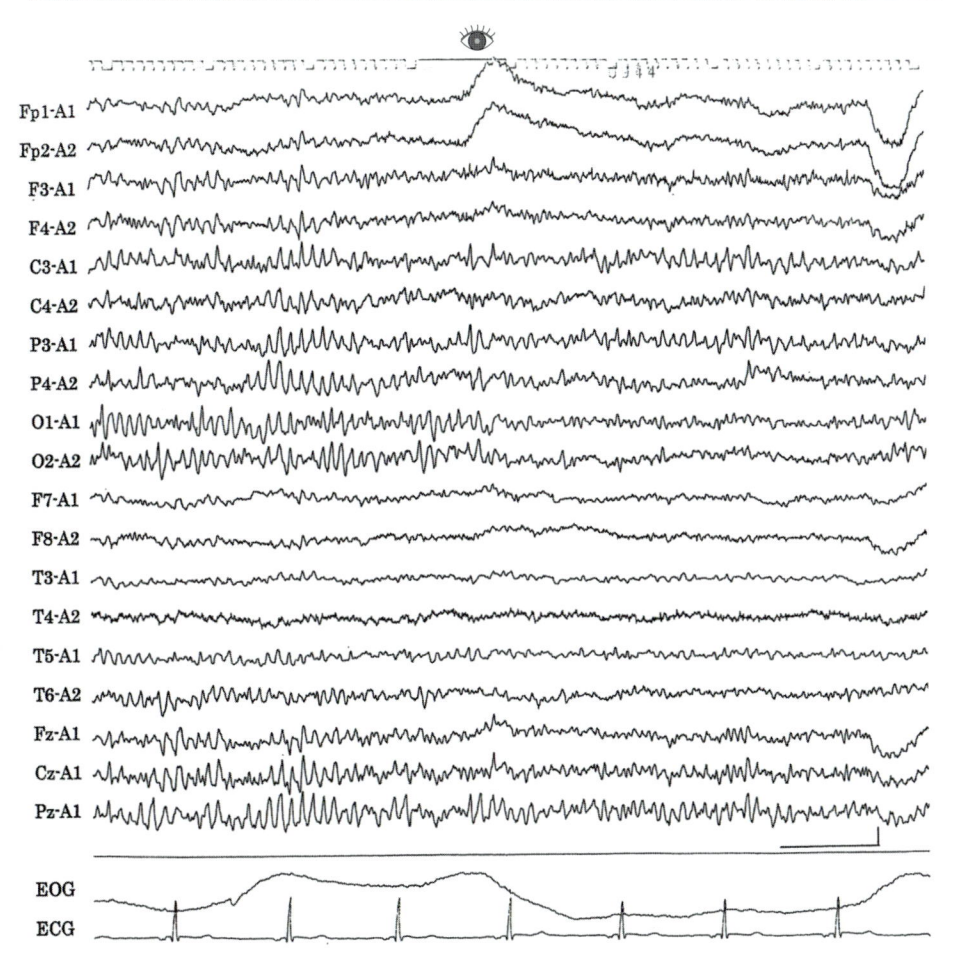

図 3-17　μ（ミュー）律動

16 歳女児　単極導出　安静覚醒開閉眼時　開眼（マーク）に伴って左中心部（C3）から左頭頂部（P3）にミュー律動を認める．開眼で中心部に認める律動的な上に凸の α 波の活動をミュー律動と呼ぶ．異常な活動ではない．

II. 実践編

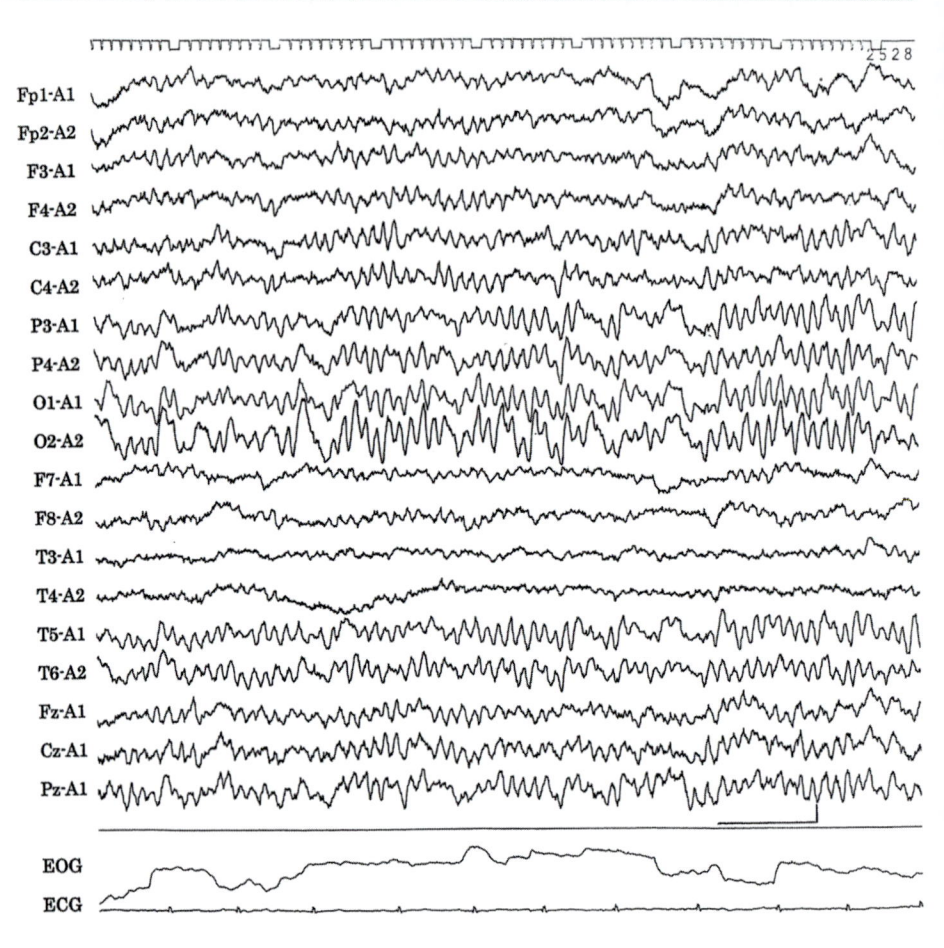

脳波トレース（Fp1-A1, Fp2-A2, F3-A1, F4-A2, C3-A1, C4-A2, P3-A1, P4-A2, O1-A1, O2-A2, F7-A1, F8-A2, T3-A1, T4-A2, T5-A1, T6-A2, Fz-A1, Cz-A1, Pz-A1, EOG, ECG）

図 3-18 後頭部徐波
11歳女児 単極導出 安静覚醒閉眼時 基礎波は，周波数 10Hz，振幅 30～120μV のやや不規則な α 波を後頭部優位に認める．高振幅の δ 波を中等度に認める．この δ 波は小児では非常によく認める．出方によっては棘徐波複合のように見えることがある．読み過ぎて異常ととらないように注意したい．

d) 14-6Hz 陽性群発（図 3-20）

主に 14Hz と 6Hz のアーチ型の波の群発である。睡眠中に一側あるいは両側の後側頭部付近に見られる。以前は 14-6Hz 陽性棘波群発と呼んだ。最近は棘波という言葉をはずして，下向きに鋭い頂点を持つ群発であるので，単に 14-6Hz 陽性群発と呼ぶことが推奨されている。後側頭部

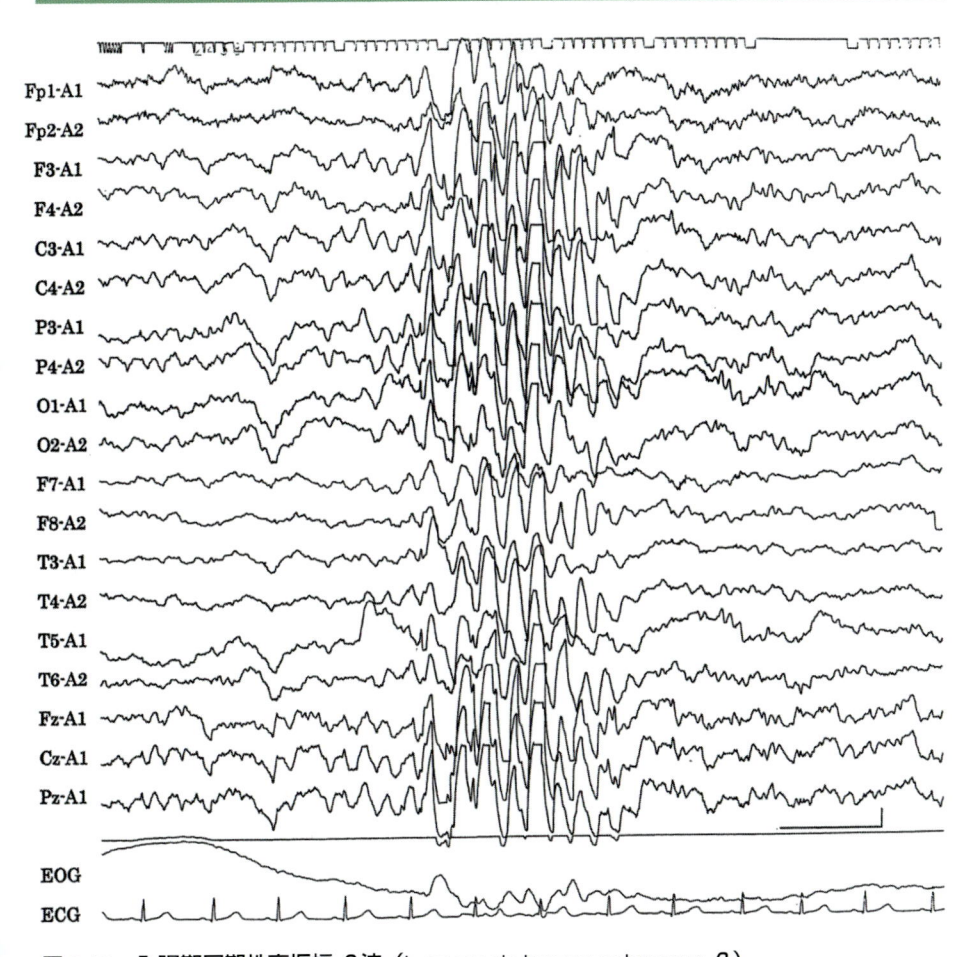

図 3-19 入眠期同期性高振幅 θ 波（hypnagogic hypersynchronous θ）
6 歳男児　単極導出　睡眠ステージ 1　全般性に高振幅 θ 波の群発を認める．頭頂から後頭部では小棘波がこの θ 波に先行して認められる．入眠期同期性高振幅 θ 波は非常に紛らわしい脳波である．両側中心部が最も振幅が高い．θ 波には先行する棘波を認めることがしばしばある．棘波が気になる場合は，境界所見として必ず記載しておく．

に見られることから，精神運動発作との関連性がよくいわれていたが，現在でもてんかん発作との関連性ははっきりしていない．今のところ，この陽性群発の臨床的意義は確立されていないので，所見を淡々と記載する．

II. 実践編

図 3-20　14-6Hz 陽性群発

7歳男児　単極導出　睡眠ステージ2. 右後側頭部（T6）から右後頭部（O2），右中側頭部（T4）にかけて，14-6Hz 陽性群発を認める．下向き（陽性）の律動的な脳波活動である．非常に尖端が鋭い．よく見ると上方にはアーチ状になっている．14Hz の陽性群発だけが単独に現れる場合と，6Hz の陽性群発だけが単独に現れる場合と，図のように14Hz に引き続いて 6Hz の陽性群発が現れる場合とある．

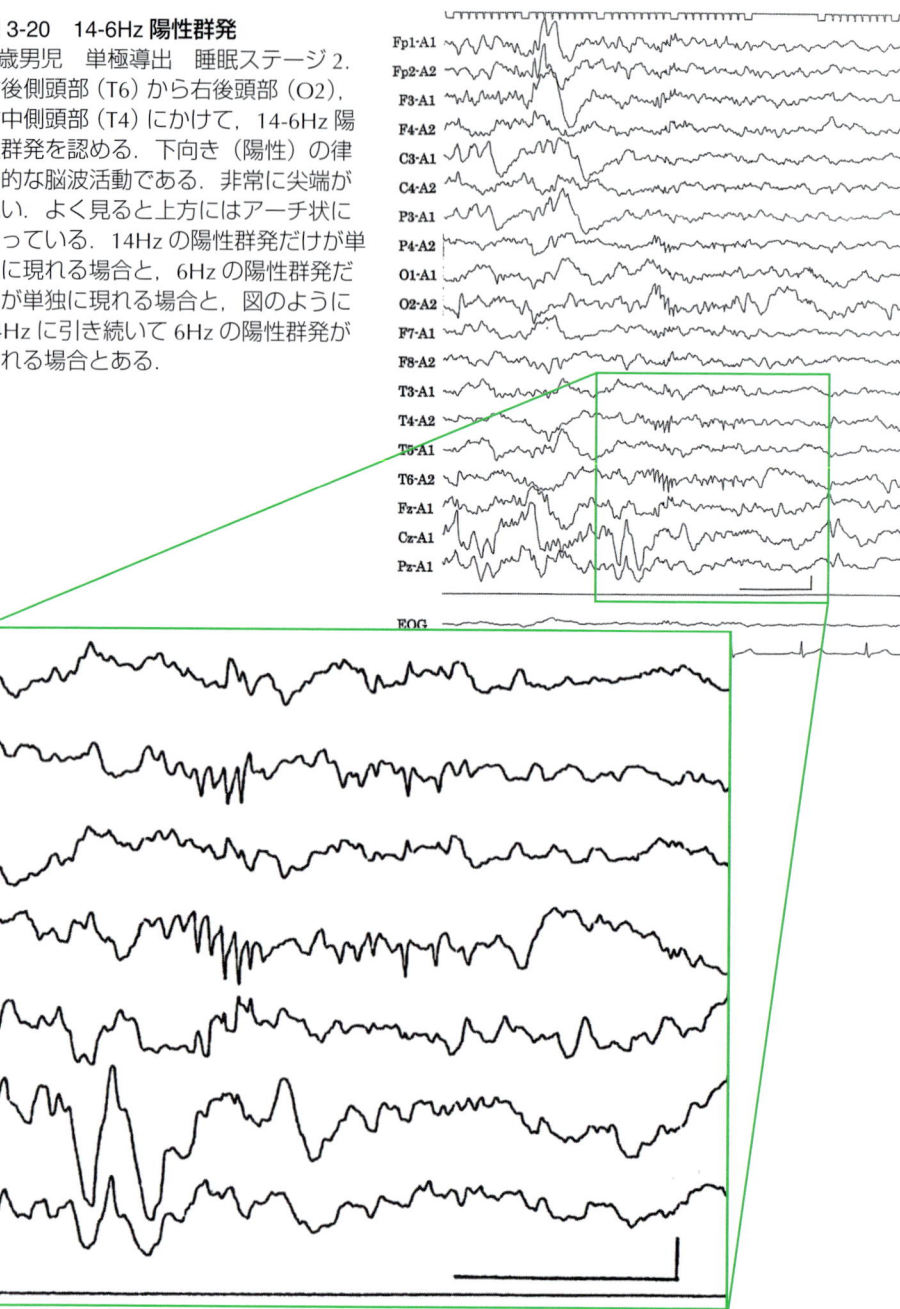

e) 鋭いあるいは連続する頭蓋頂鋭波（図3-21, 3-22, 3-23, 3-24）

　特に左右差のある尖端の先鋭な頭蓋頂鋭波や，連続して出現する頭蓋頂鋭波は，突発性異常波なのか正常範囲なのか判断に悩むことがある。突発性異常波と読み過ぎないよう，いつも慎重に睡眠ステージを判断し出現部位と形に注目する．頭蓋頂鋭波は，①睡眠ステージ1～2に出現すること，②前頭部から中心部に限局するものだけでなく広汎になりうる

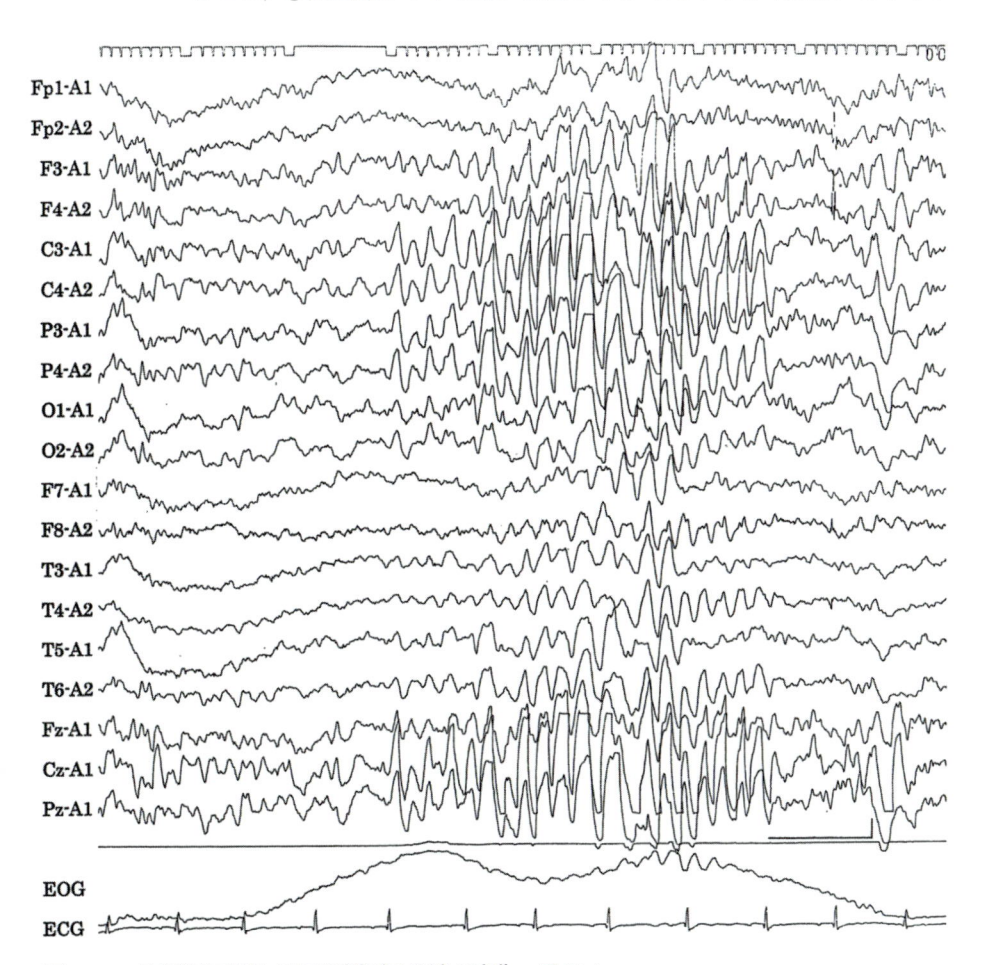

図3-21　入眠期に認められる高振幅θ波の変化　その1
10歳男児　単極導出　睡眠ステージ2　中心部から頭頂部を中心にして広汎な高振幅θ波を認める．図3-19と同様の入眠期同期性高振幅θ波である．
図3-21から図3-24は同一人の睡眠ステージ2における連続記録の一部である．

II. 実践編

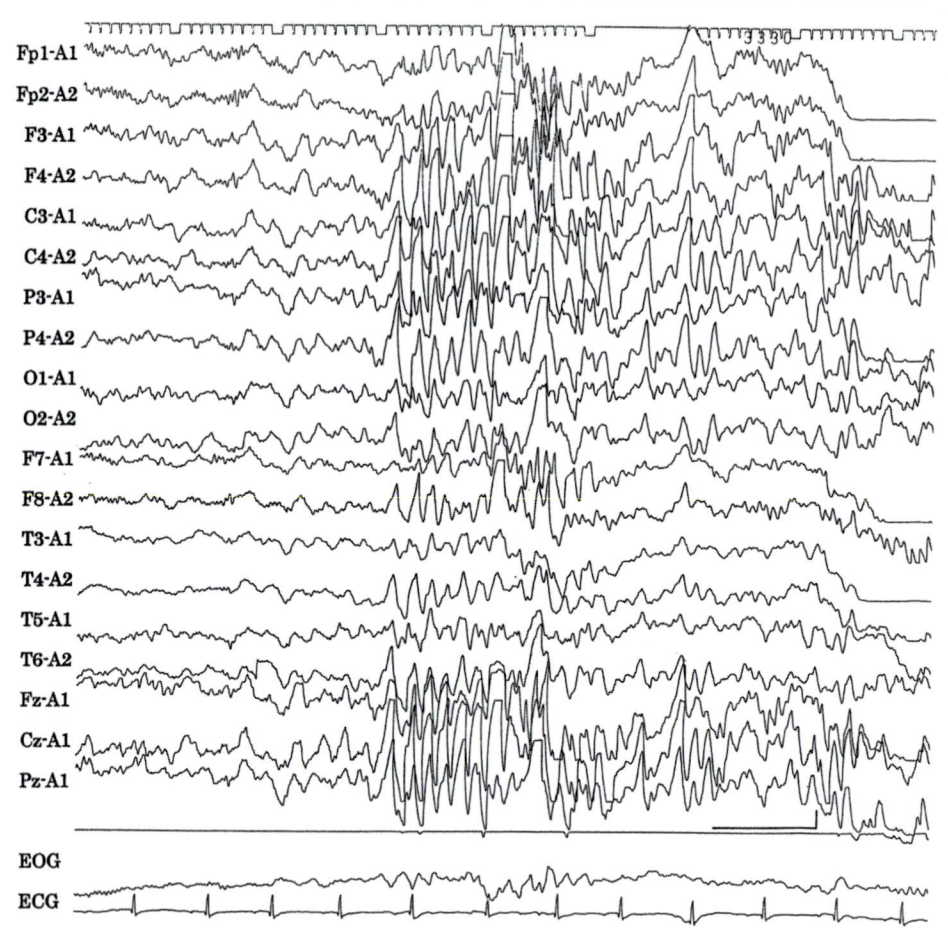

図 3-22　入眠期に認められる高振幅 θ 波の変化　その 2
10 歳男児　単極導出　睡眠ステージ 2　θ 波の周波数は図 3-21 より速くなっている．前頭部（Fz, F3, F4）に棘波様の尖端が先鋭な波形を認める．

こと，③高振幅で 1 相性ないしは 2 相性であること，④左右差がありうること，⑤連続して出現しうること，⑥尖端が鋭くなりうること，などを忘れないようにして観察する．このような所見を呈する頭蓋頂鋭波の

代表的な脳波 3

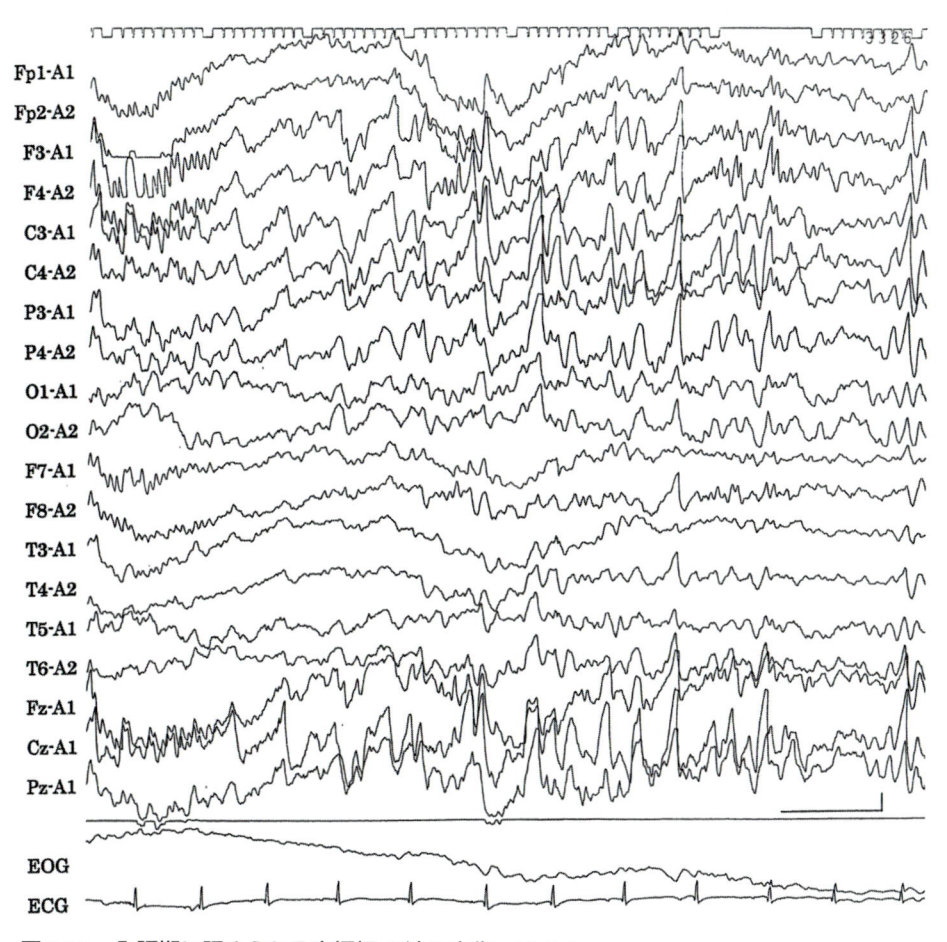

図 3-23 入眠期に認められる高振幅 θ 波の変化 その 3
10 歳男児 単極導出 睡眠ステージ 2 θ 波の出現間隔が開いてきている．頭蓋頂部
（Cz）で最も振幅が高く，出現頻度も多い．この θ 波は頭蓋頂鋭波である．「頭蓋頂鋭波が
連続的に出現している」と記載する．前頭部（Fz，F3，F4）に睡眠紡錘波が出現している．

なかには，帯状回付近を起源とする前頭正中部の棘波と紛らわしいものがある。判断に迷う場合は断定せず境界域としておくとよい。結論は，臨床症状と経過からしっかりと見きわめる。

II. 実践編

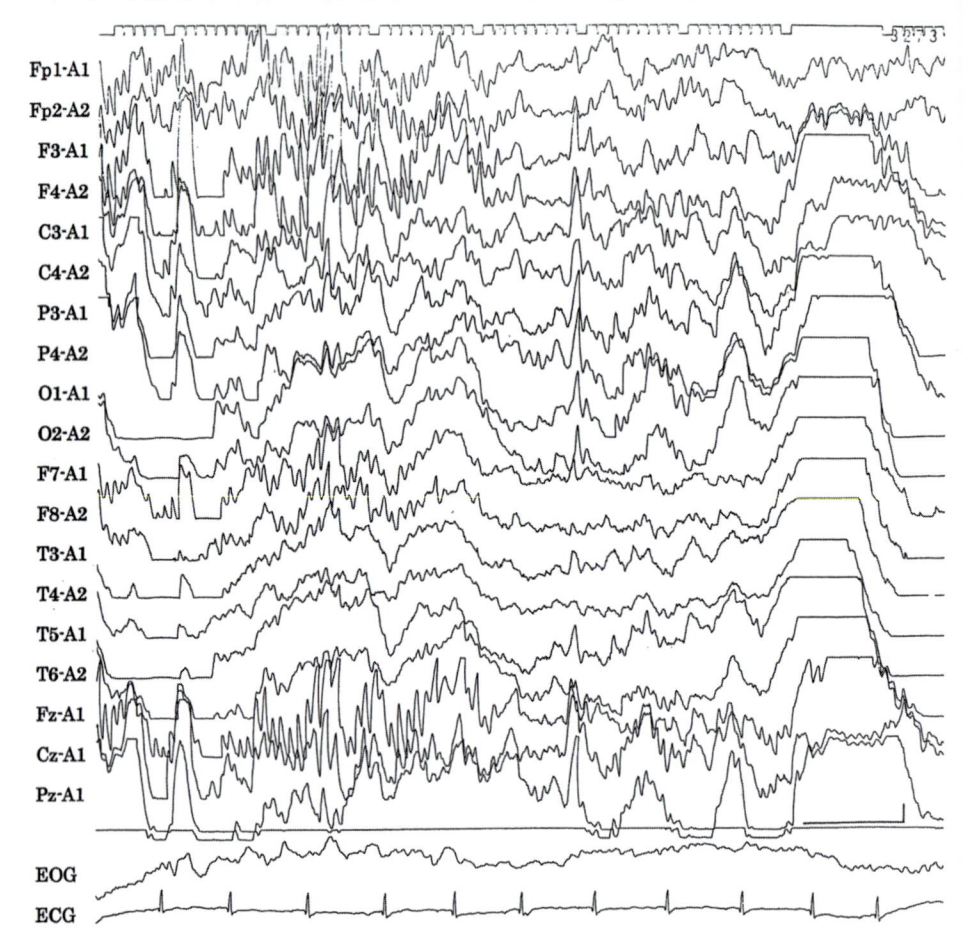

図 3-24　入眠期に認められる高振幅 θ 波の変化　その 4
10 歳男児　単極導出　高振幅 θ 波の出現は散在性になり，高振幅 β 波が前頭部を中心に広汎に出現している．Fz においては尖端が先鋭となり，棘波ないしは鋭波様に見えるところもある．この高振幅 β 波は睡眠紡錘波である．高振幅な睡眠紡錘波を前頭部中心に広汎に認める，と記載する．

f) 鋭い高振幅睡眠紡錘波（図 3-24, 3-25）

　　前頭部を中心に 200μV 以上の高振幅の睡眠紡錘波を見ることがある。特に 15 歳くらいでは，睡眠紡錘波の振幅は最も高くなるとされている。高振幅睡眠紡錘波が出現する場合にも前頭正中部に棘波を混じることがありうるので，じっくりと見きわめる。棘波か紡錘波か判断がつきにくい時は境界域所見としておく。

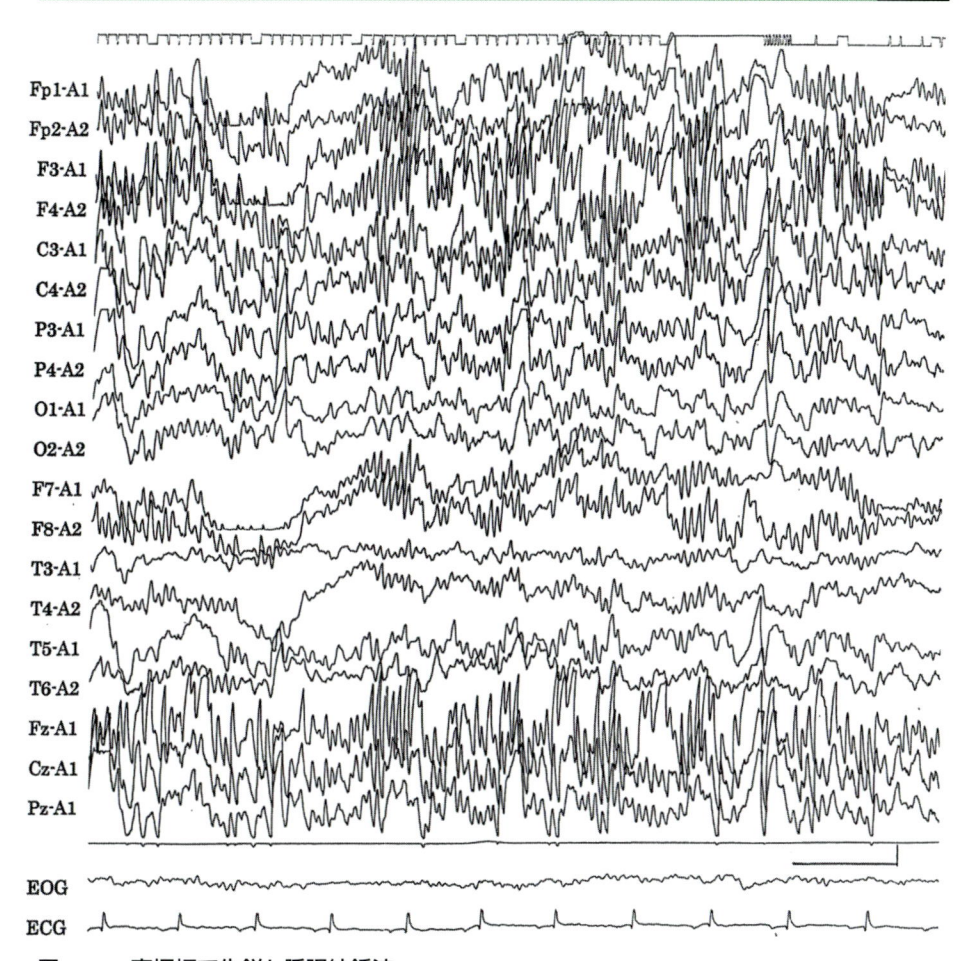

図 3-25　高振幅で先鋭な睡眠紡錘波

13歳男児　単極導出　睡眠ステージ2　図 3-24 よりさらに睡眠紡錘波が多い．前頭部では多棘波様あるいは棘徐波様に見えるところもある．10〜15歳くらいは睡眠紡錘波の振幅が非常に大きくなるので，判断に困ることがある．多くは正常範囲であるが，前頭部の棘波が紛れ込むこともあるので，他の睡眠ステージで棘波が出現していないかを参考にして判断する．

　　　　図 3-25 のように，ほぼ全誘導に睡眠紡錘波を認め，前頭部から頭頂部にかけて高振幅で律動的なことがある。これを極度紡錘波（extreme spindles）と呼ぶ。この所見は精神遅滞の人で見ることが多いという報告もあるが，臨床的意義は確立していない。

II. 実践編

g）小鋭棘波（small sharp spikes：SSS）（図 3-26）

SSS は入眠期（ステージ 1〜2）に出現するあまり目立たない振幅の小さい単発性小棘波である。Gibbs らは正常所見とした。前頭部や前側頭部に現れやすいが，局在は一定していない。広範囲に出現することもある。通常の棘波との区別が非常に難しいので，正常か異常か慎重に判定す

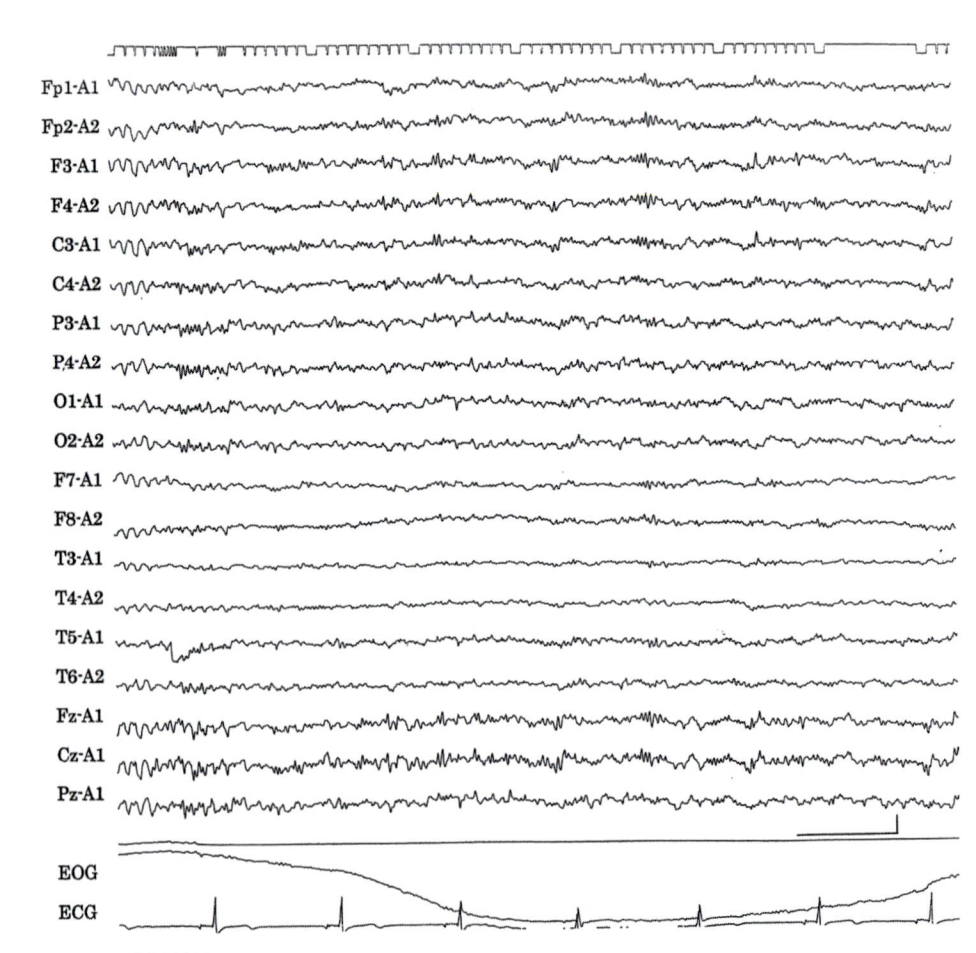

図 3-26　小鋭棘波
12 歳女児　単極導出　睡眠ステージ 1　前頭部（F3，F4，Fz）あるいは中心部（C3，C4，Cz）に振幅が小さく（50μV 以下）で，あまり目立たない棘波を認める．正常か異常かの判定は非常に難しいことがある．

る。出現する睡眠ステージ，棘波の振幅と形，出現部位を考慮して総合的に判断する。この所見は，睡眠時良性てんかん形一過波（benign epileptiform transient of sleep：BETS）とも呼ばれ，臨床的意義はほとんどないとするのが大勢である。しかし鑑別困難な場合は断定せずに，境界域所見として記載しておく。筆者は，ステージ1だけに限局していて，出現頻度が少ない場合はこの波と判断している。

B 異常編

　正常所見を頭に入れてから異常編に入る。基本的には，「正常で見ない所見は異常所見」ということである。大きくは，基礎波の異常と突発性異常波に分けられる。突発性異常波にはてんかん性異常波と非てんかん性異常波がある。脳波にはしばしば人工産物が入るので，きちんと見分ける必要がある。

1. 基礎波の異常

a）α波の徐波化，低振幅化，欠如

　覚醒閉眼している時に左右対称性にα波が出ない時は，なんらかの問題があると判断する。しかし暗算をしたり精神的興奮があったりすると後頭部α波が減少し前頭部にβ波が出現することがあるので，α波がなくてもすぐに異常とは断定できない。脳波施行時の状況についての情報が必要な場合がある。

　低振幅・平坦化：振幅20μV以下の活動が続く状態である。覚醒時脳波記録で，すべての領域の活動が振幅20μV以下となると低電位脳波と呼ぶ（図3-27）。入眠期には平坦に近くなることがあるが，これは異常ではない。低振幅・平坦化は強い脳障害のための脳神経活動の低下を反映している。脳死の判定基準のひとつに平坦脳波（flat EEG）が続くことが含まれている。この際は，脳波計の感度を高感度にして30分以上の判定で平坦脳波が続くことを6時間の間隔をおいて確認することになっている。ただし，小児では24時間の間隔をおいて確認することが必要である。

II. 実践編

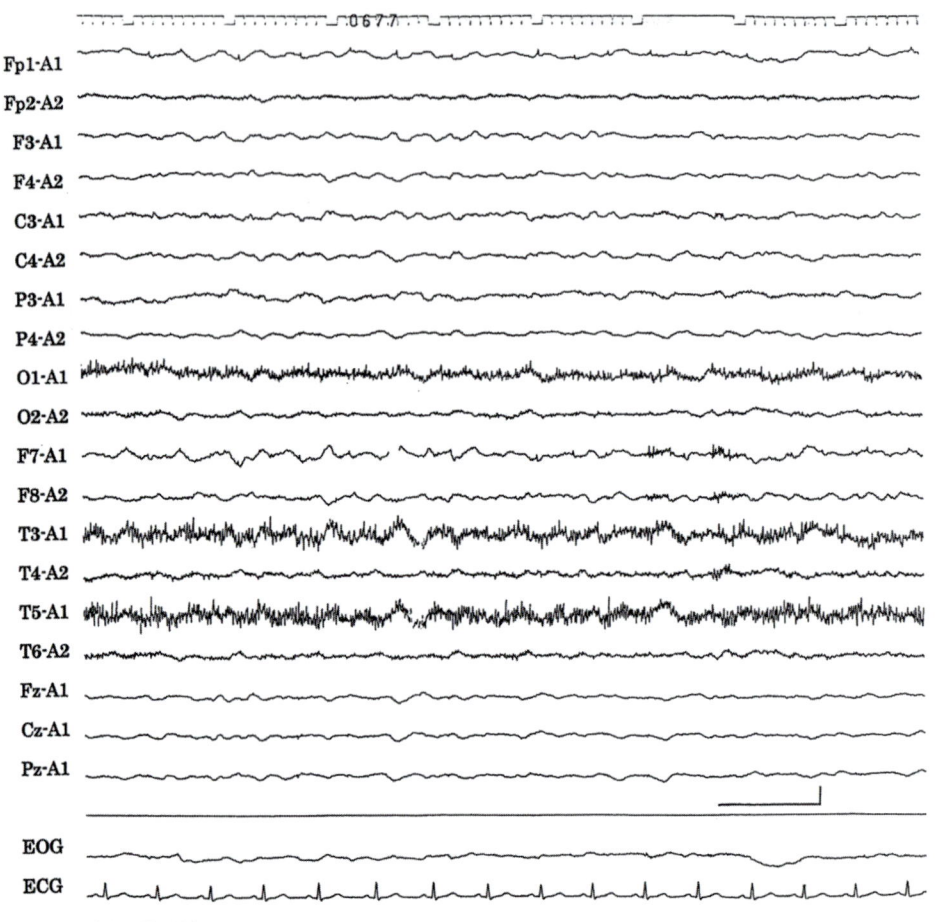

図 3-27 低電位脳波
5歳男児　急性脳症後遺症　単極導出　安静覚醒時　振幅20μV程度のθ波が全体で認められる．覚醒時にもかかわらず，α波やβ波の活動はほとんど認めない．高度に大脳神経活動が低下していることを示す脳波である．左後側頭部（T5）から側頭部（T3），後頭部（O1）に筋電図の混入をみる．

b) 明らかな左右差

α波の振幅の左右差は通常20%以内であるといわれる。左右差が50%以上ある場合を左右差ありと判断する。判定に当たっては電極の貼付位置も重要である。位置によって振幅は変化するので，電極貼付時は対称性に十分注意する。α波にはっきりとした左右差が見られる場合は，後

3 代表的な脳波

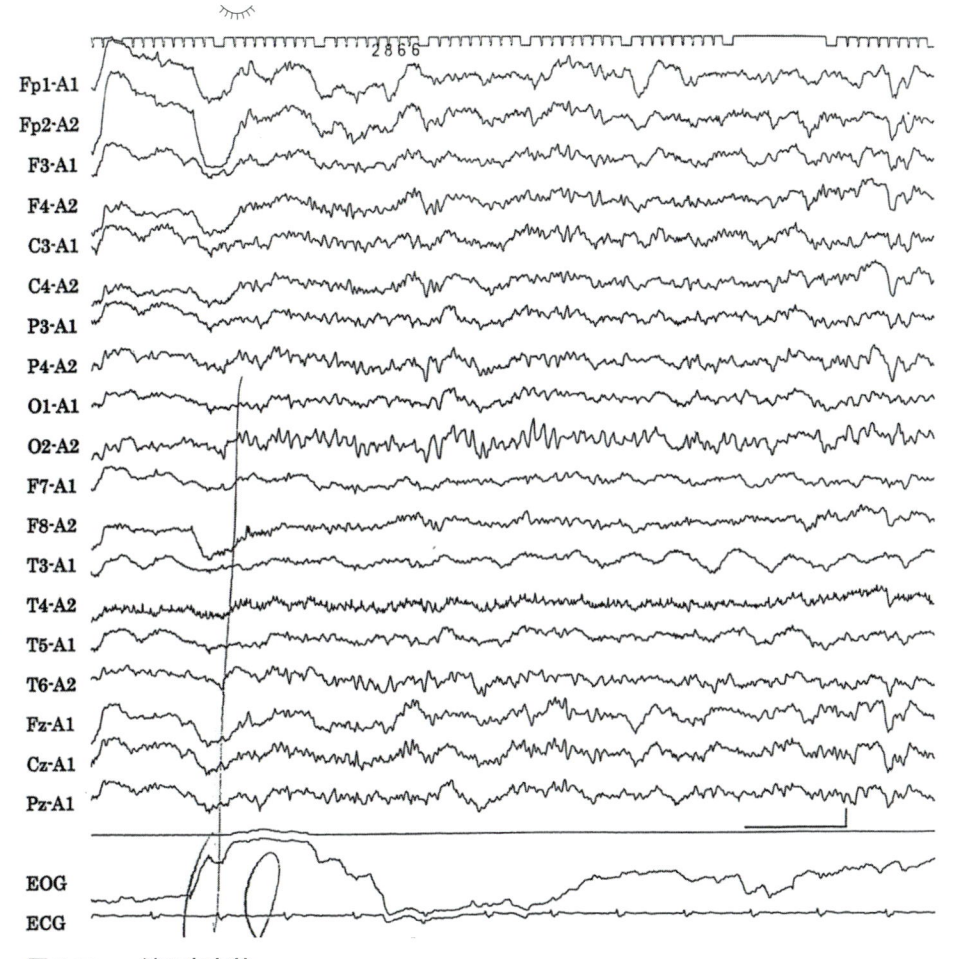

図 3-28　α波の左右差
14歳男児　左大脳皮質形成異常　単極導出　安静覚醒時　閉眼（マーク）したところ，右後頭部（O2）には周波数 10Hz，振幅 30〜60μV の α波を認めるが，左後頭部には振幅 20μV 以下の低振幅 α波をわずかに認めるだけである．患児は左大脳半球に広汎な大脳皮質形成異常をもつため，左後頭部で正常の α波活動がほとんど見られていない．

頭部に器質的病変がある可能性を考える（図 3-28）。α波の左右差を見る場合は，振幅だけでなく周波数や混入する徐波の量などにも注目する。

また睡眠紡錘波の左右差は，2歳未満には普通に認められる（図 3-29）。それ以降において，一貫して一側しか睡眠紡錘波が出現しない場合や常に両側が同期しない場合は異常と考える。

II. 実践編

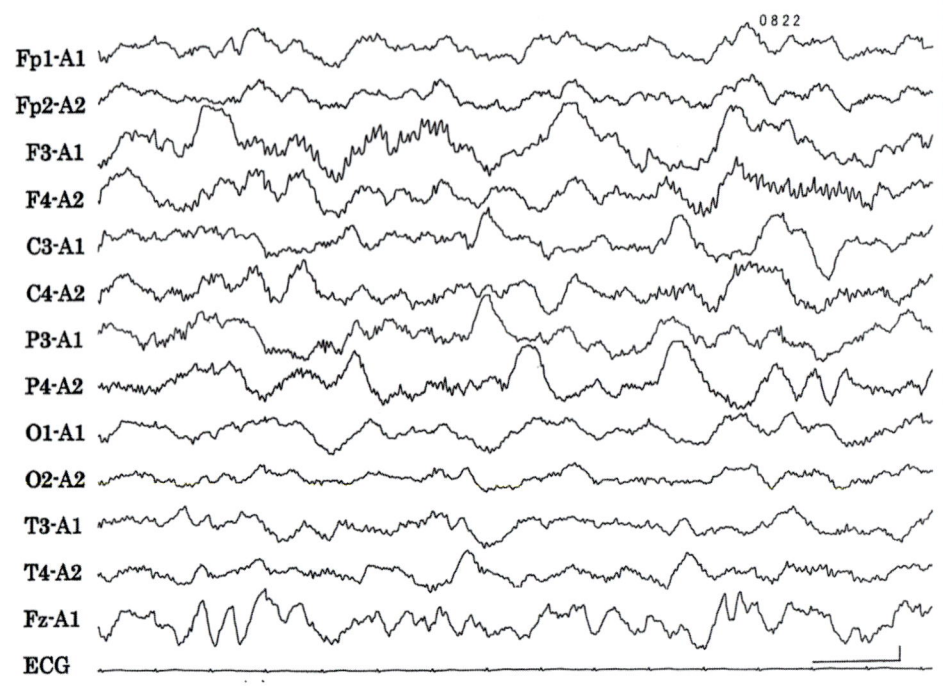

図 3-29　睡眠紡錘波の左右差
1歳0カ月女児　睡眠ステージ2　単極導出　2歳未満ならば，この図のF3，F4でみる睡眠紡錘波の左右差はしばしば認める．これ以降の年齢において，常に睡眠紡錘波の出現に左右差がある場合は異常である．

c) lazy phenomenon

　睡眠中に正常では左右対称的に出現する睡眠紡錘波や速波が，一側だけ出現しないことを lazy phenomenon と呼ぶ。頭蓋頂鋭波やK-複合も同じ側で出現しなくなることがある（図3-30）。lazy activity とか lazy wave などとも呼ばれることがある。脳腫瘍や硬膜下血腫などの局所的病変の可能性がある。

d) 徐　波

　δ波が多く認められるいくつかの場合がある。広汎性徐波か限局性徐波かを見きわめる。

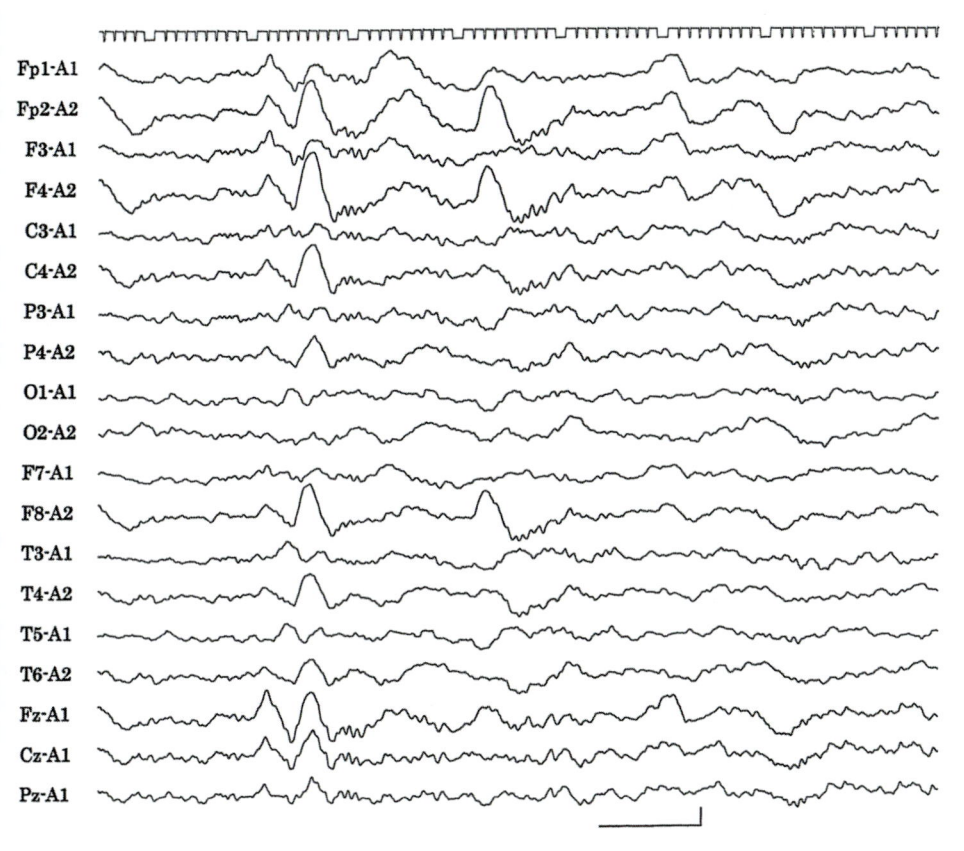

図3-30　K-複合の左右差
3歳男児　頭蓋内出血後遺症　単極導出　睡眠ステージ2　本来両側対称性に出現するはずのK-複合が一側性にしか出現していない．片側性の大脳皮質障害や大脳実質障害を示唆する．

1. 広汎性徐波：最もよく見られるのは，急性脳症や急性脳炎の急性期である（図3-31）。発熱・けいれん・意識障害をきたした患児では，脳波検査が診断上重要である。このような所見が得られたら，画像検査も行い集中治療の適応となる。
2. 限局性徐波：脳腫瘍の際に限局性徐波を認めることがある。局所的異常に対しては画像診断の威力が非常に大きいので，疑わしい場合は速やかに画像診断を行う。脳波で脳腫瘍の局在を検討する機会はほとんどない。

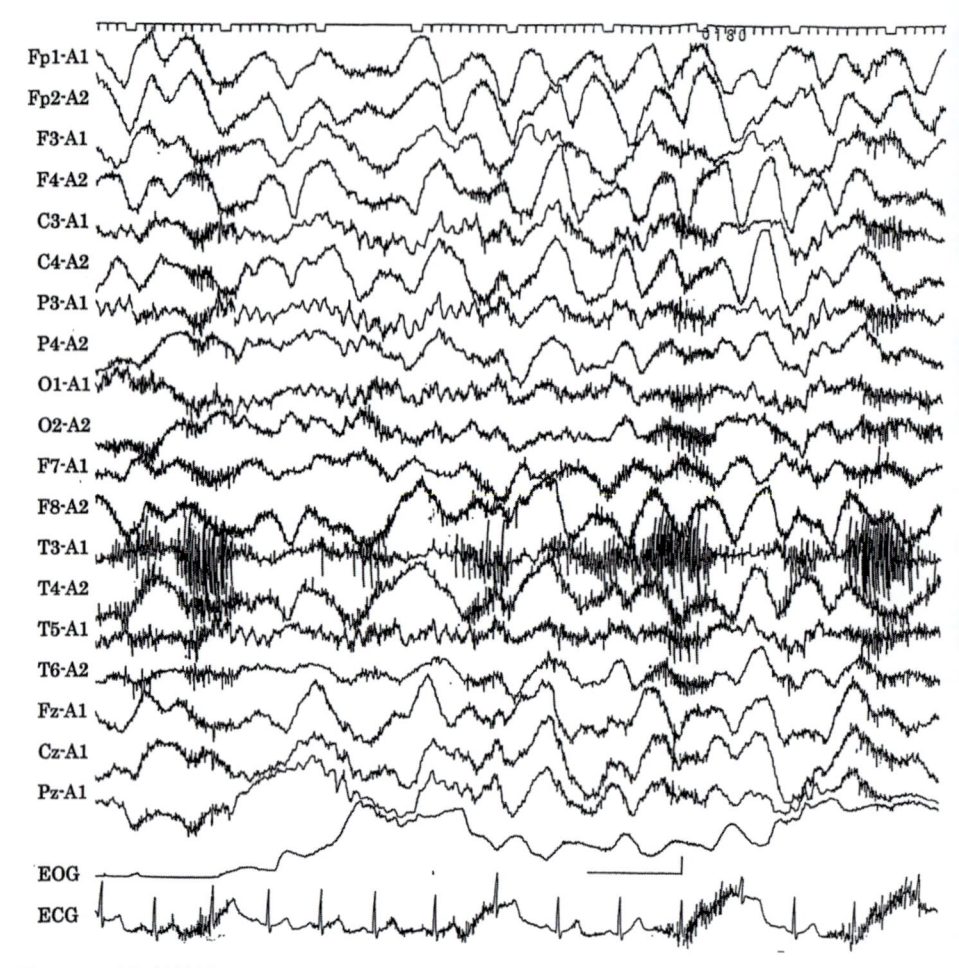

図 3-31 広汎性徐波
11歳女児　急性脳炎　単極導出　意識障害時　前頭部優位に広汎性に高振幅δ波（周波数 1.5～2Hz，振幅 150～200μV）を持続的に認める．左右の同期性は不良である．左頭頂部（P3）から後頭部（O1）に 7Hz の θ 波活動を認める．

e）異常速波

　50μV 以上の振幅の大きな速波を異常速波と呼ぶ。最も多く見られる基礎律動の異常速波は、薬剤に誘発されるものである。特にベンゾジアゼピン系，バルビツール系薬剤で多く認められる。この場合は前頭部優位に速波が見られる（図 3-32）。

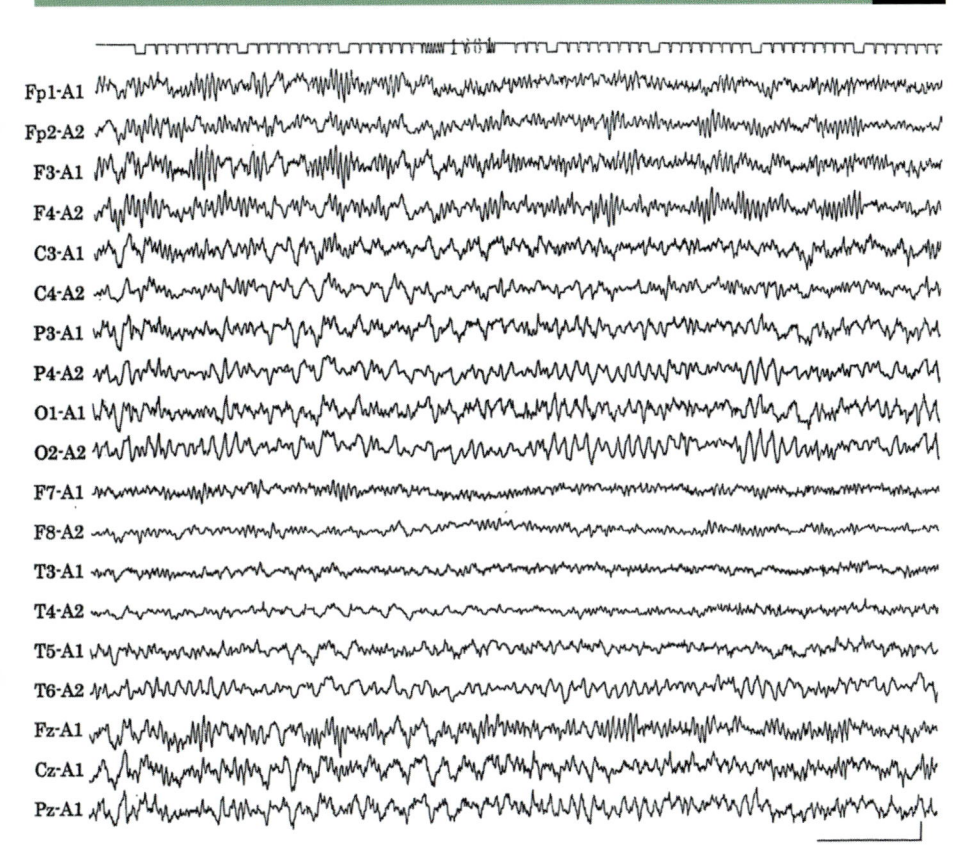

図 3-32　前頭部の速波
10 歳女児　特発性焦点性てんかん　安静覚醒時　基礎波は周波数 9Hz，振幅 30〜80μV の α 波を後頭部優位に認める．また前頭部（F3，F4）にほぼ左右対称的に周波数 20Hz，振幅 20〜80μV の β 波を連続的に認める．
患児は，上記診断で治療中．カルバマゼピンだけではコントロールできず，1 年ほど前よりクロナゼパムを追加してからは発作消失し脳波も非常に改善した．この脳波で認められる前頭部の速波は，治療で使用しているクロナゼパムの影響によると考えられる．

2. 突発性異常波：てんかん性異常波

　　　　　　　異常波と判断するためには，通常は繰り返し出現することが必要である。またいくつかの導出部位に同時に認めることが多い。棘波や鋭波が単発の場合は判断を慎重にする。

II. 実践編

　てんかん性異常波は，覚醒時に出現している場合も少なくはない。しかし，浅睡眠期や軽睡眠期など入眠中にしか出現しない場合があるので，診断する時にはできるだけ睡眠脳波を施行する。ときには発作時にしか異常脳波が検出できない場合がある。発作間歇時脳波で異常を捉えられない場合には，診断のため発作時脳波を必要とすることもある。

a) 棘波（spike）

　棘波は，持続が1/12秒よりも短く，尖端が尖っている（図3-33-a）。棘波は基本的には陰性（上向きに尖っている）で，その上向部が急峻，下降部はやや緩徐になる。背景脳波から明瞭に区別される。1相性だけでなく，2相性（diphasic）や3相性（triphasic）のこともある。出方によって，散発性，律動性，群発に分ける。局在性のある散発性棘波を孤立性棘波と呼ぶ。数個の棘波が連続性に出る場合は，多棘波（multiple spike complex あるいは poly-spike complex）と呼ぶ。

　棘波はいろいろな場合に見られる。特にてんかんではほぼ例外なく出現する。しかし，棘波が出たら必ずてんかんというわけではないので，診断に当たっては注意を要する。

　てんかんの場合は，すべての導出部位で一斉に出ているか，特定の導出部位にだけに出ているかをみる。後者の場合，最初に出る部位あるいは振幅の最も大きい部位がてんかん原性を持つ部位（てんかん焦点）である可能性が高いため，注意して観察する。

b) 鋭波（sharp wave）

　鋭波は，持続が1/12秒よりも長く1/5秒より短くて，尖端が尖っていて背景脳波から明瞭に区別される（図3-33-b）。やはり立ち上がりが急で下降部はより緩やかになる。その意義は，棘波と同様である。鋭波も棘波と同様，1相性だけでなく2相性や3相性のこともある。

c) 棘徐波複合（spike-and-slow-wave complex）

　棘徐波複合とは，1つの棘波に1つの徐波が続くパターンである（図3-33-c）。てんかんの場合は単発の棘波よりも徐波を伴うことが多い。棘徐波複合は，棘波に較べててんかん原性を持つ部位がより広範囲であると考えられている。鋭徐波複合も意義は棘徐波複合と同じである。

3 代表的な脳波

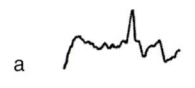

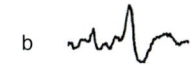

図 3-33 さまざまな突発性異常波
a：棘波，b：(2 相性) 鋭波，c：棘徐波複合（孤発性），d：多棘波（群発），e：多棘波（律動性棘波），f：多棘徐波，g：3Hz 棘徐波複合である．
これらの突発性異常波が限局した導出だけで認められる場合（局在性）と全体から認められる場合（全般性）がある．波形，出現部位以外に出現頻度や出現持続時間などにも注目する．

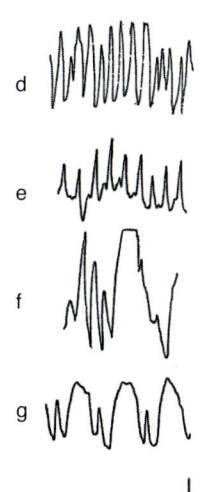

d) 多棘波（multiple spikes）

多発性棘波（図 3-33-d）と律動性棘波（図 3-33-e）に分ける。多発性棘波はリズムが変化するが，律動性棘波は比較的一定のリズムで棘波が連続して出現する。

e) 多棘徐波複合

多棘波に徐波が続くパターンである（図 3-33-f）。

f) 3Hz 棘徐波複合

欠神発作など全般てんかんでよく見られる異常波のパターンである（図 3-33-g）。"Petit mal discharge" という呼び方をされることも以前にはあった。しかし，この異常パターンが出現するのは必ずしも小発作だけとは限らないので，この呼称は現在あまり使用されていない。

II. 実践編

3. 全般性と局在性

　上記の異常脳波活動が，脳波上全体にわたって一斉に認められる場合を全般性（図 3-34），特定の部位に限局して認められる場合を局在性という（図 3-35）。脳波所見の違いが，てんかん発作の分類を全般性と局在性に分ける根拠の一つとなっている。全般性の場合は，大脳のどの部位でもほぼ同様の異常波を認めることが一般的である。てんかん原性が深部脳（視床から脳幹？）にあると仮定した「中心脳性」という概念がある

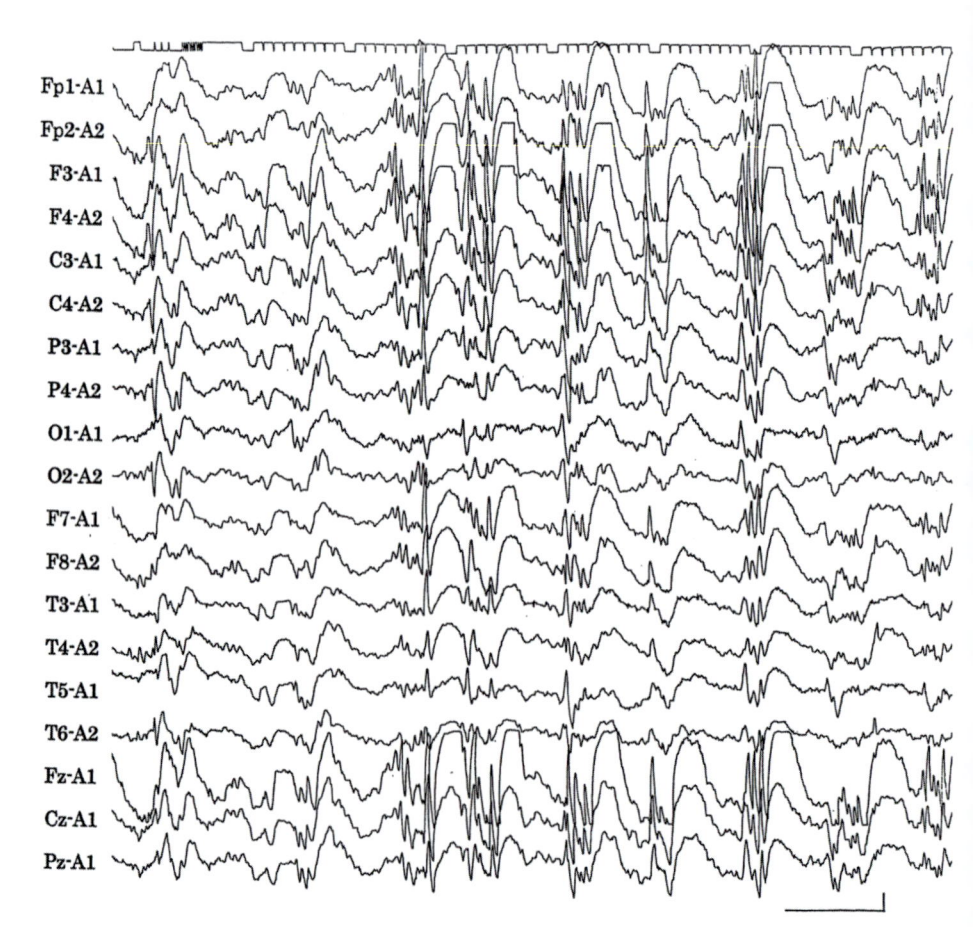

図 3-34　全般性多棘徐波複合
18 歳男性（Lennox-Gastaut 症候群）　単極誘導　睡眠（ステージ不明）時　振幅は前頭部優位に多棘徐波複合を全般性にほぼ連続性に認める．

代表的な脳波 3

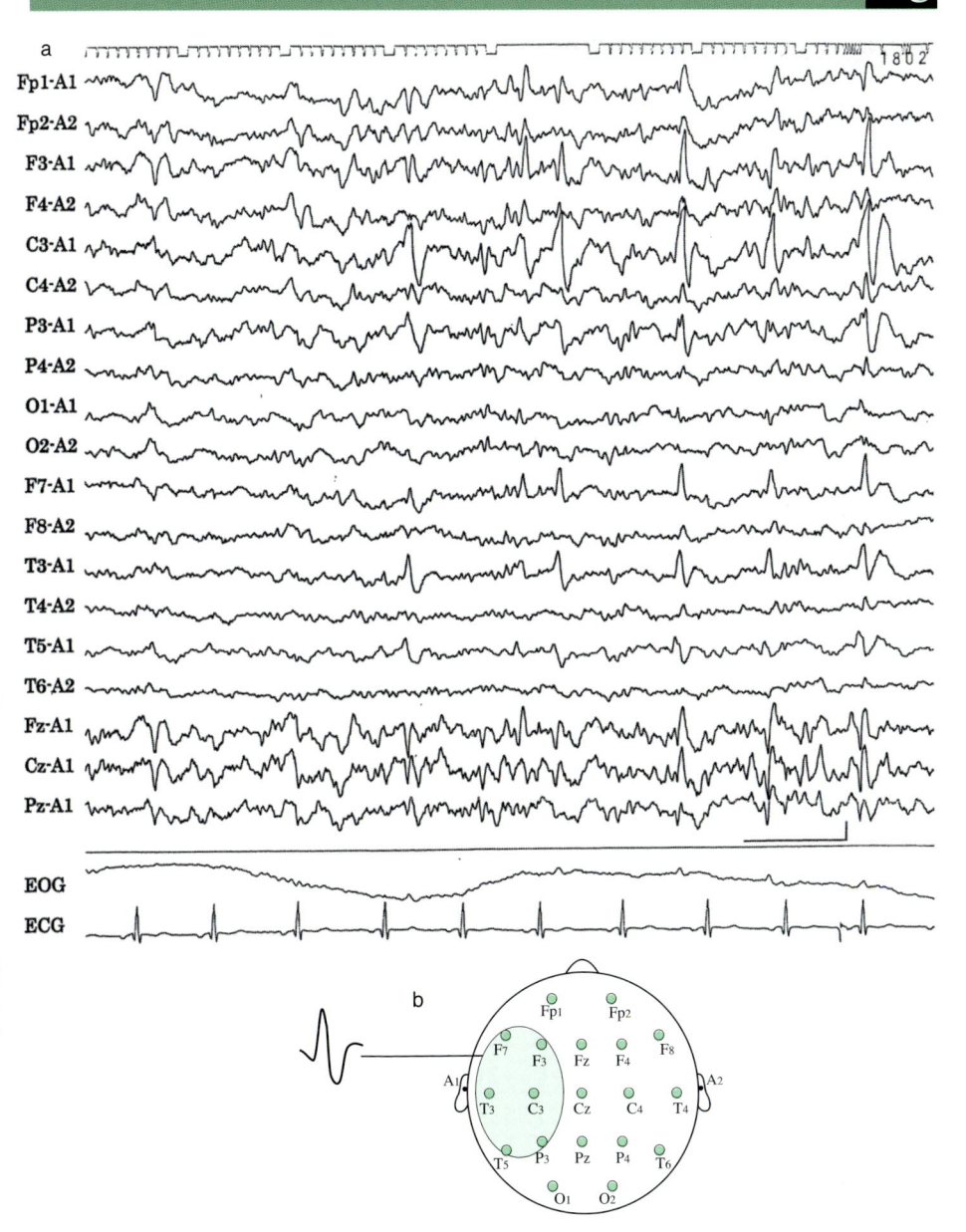

図3-35 局在性2相性鋭波

a：9歳男児（特発性焦点性てんかん）　単極誘導　睡眠ステージ1　左中心部（C3）から前頭部（F7），側頭部（T3，F7）にかけて局在性に2相性高振幅鋭波を認める．
b：鋭波の局在を模式的に表した図．模式図に入れておくと視覚的に局在がわかりやすい．局在性異常波を呈する場合には，その部位と波形を記載しておくと役に立つ．

II. 実践編

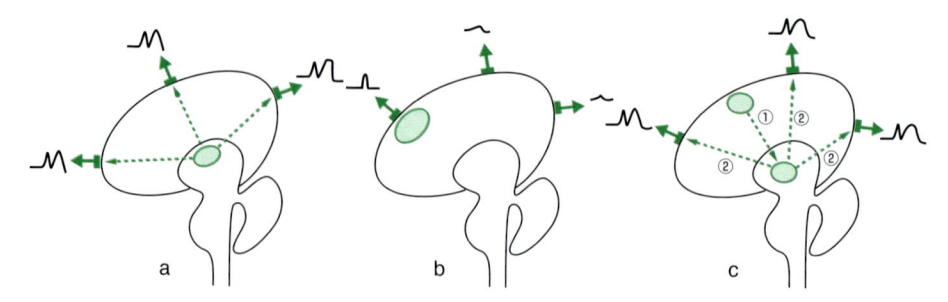

図 3-36　中心脳性と局在性の概念図
a：中心脳性の概念　てんかん原性が脳深部（視床，脳幹部など）にあり大脳全体に一斉に広がるため，どの誘導からでも同じような脳波活動をとらえることが可能となる．この脳深部のことを中心脳と呼ぶ．
b：局在性の概念　てんかん原性が大脳の一部に限局している．大脳皮質の一部か大脳皮質直下であることが多い．脳波では特定の部位だけに異常活動がとらえられ，他の離れた部位からではその異常脳波活動をとらえることができない．
c：二次性両側同期の概念　皮質の限局した部位に存在するてんかん原性焦点からの放電が一旦「中心脳」に伝播し，そこから一斉に全脳に広がる．てんかん原性焦点の近傍で棘波が先行することが多い．

（図 3-36-a）．一方，局在性の場合は大脳の特定部位の異常によるため，特定の部位だけに脳波異常を見るものである（図 3-36-b）．この中心脳性と局在性に分ける考え方は非常に単純で受入れやすい概念である．

　局在性のなかには，一見広汎性に見えて実は二次性両側同期を見ていることがある．この場合は，皮質から発生した異常信号が広汎性に広がっていることを反映している（図 3-36-c）．全般性で中心脳性と考えられていたてんかんのなかにも，大脳皮質の局所的異常が見出されて外科的治療により改善してしまう症例がある．中心脳性のなかにも特定の大脳皮質から出現した異常信号が一旦「中心脳」に伝わり，そこから大脳皮質に改めて一斉に広がる場合もあると考えられている．つまり，全般性と局在性の鑑別が困難な症例があるということである．図 3-37 のように焦点性異常波が両側同期性突発波に先行して出現している時は，二次性両側同期と考える．

　また実際には局在性であるが，脳波導出法の影響で一見全般性のように見えることがある．図 3-38 は，単極導出法で一見全般性の鋭波が出現しているように見える．しかし，よく見ると大部分は陽性鋭波（下向き）

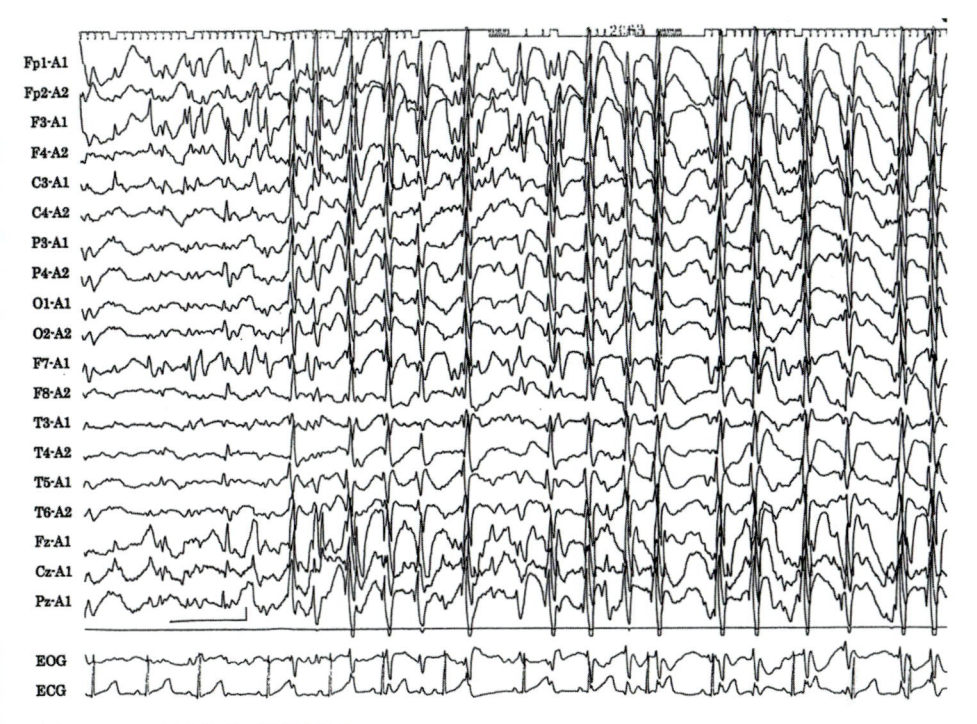

図 3-37 一見全般性棘徐波複合

6歳女児（左前頭部の孔脳症） 単極導出 睡眠（ステージ不明）時 一見全般性棘徐波複合のようであるが，よく見ると左右の前頭部（F3，F4）に独立した棘波を認め，ある時点で突然全般化した．本例は左前頭部に孔脳症があり，その周囲に限局性棘波を頻回に認めることから，孔脳症周囲にてんかん原性をもつ焦点性てんかんの二次性両側同期の可能性が高い．

である。左側頭部（F7, T3）だけに陰性鋭波を認めることから，これは左耳朶の基準電極（A1）の活性化であると判断できる。アベレージ（AV）記録で見るとF7, T3に高振幅2相性鋭波を認め，局在性であることがはっきりわかる（図3-39a）。局在性の脳波異常を見た場合，記載欄に結果を記述しておく他に電極模式図に視覚的に脳波異常の局在を記載しておくと（図3-35b, 3-39b），経時的変化を比較するのに便利である。図示しておくと，特に忙しい外来で以前の異常所見が一瞬でわかるので有用である。

表3-2に突発性異常波の出現様式をまとめ，その模式図を図3-40に示した。この図は，てんかん発作焦点を推定する上で重要である。

II. 実践編

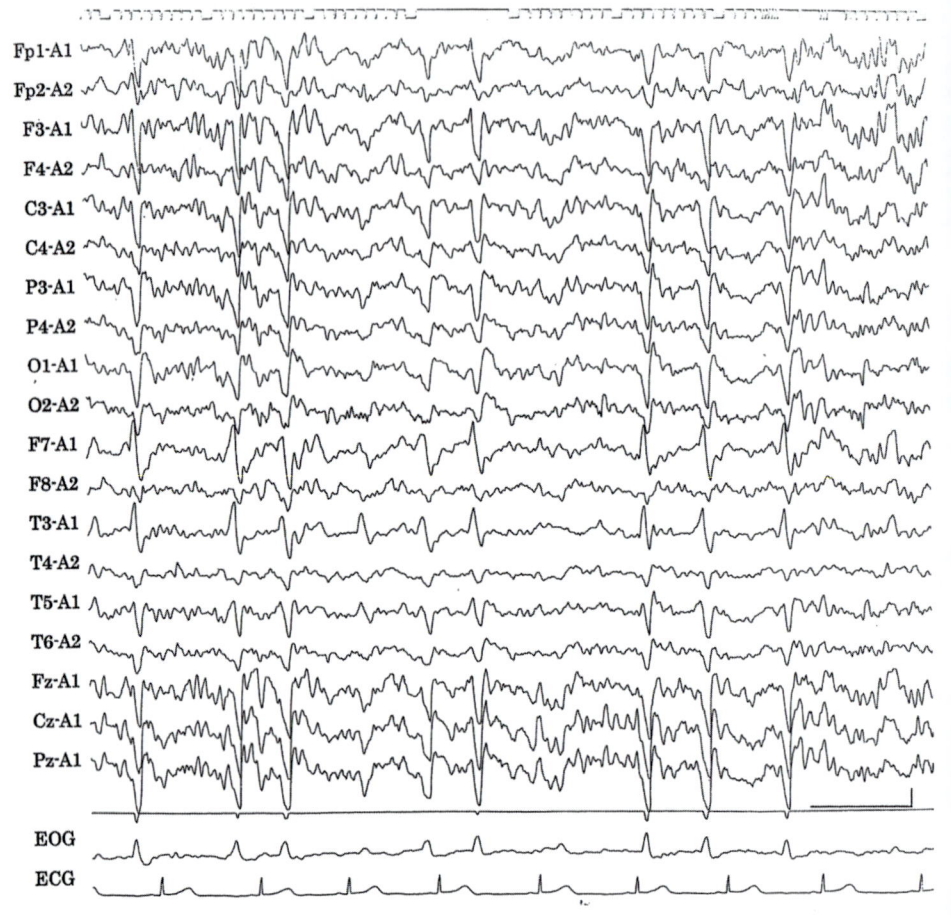

図 3-38　一見全般性鋭波

15歳男児　（特発性焦点性てんかん）単極導出　睡眠ステージ2　基礎波：前頭部優位に睡眠紡錘波を認める．突発性異常波：一見一斉に全般性突発性異常波が出現しているようであるが，左前側頭部（F7）から側頭部（T3）にかけて陰性の鋭波を高頻度に認め，他の導出では鋭波が陽性に向いている．これだけで全般性でないことは判断できる．

代表的な脳波 **3**

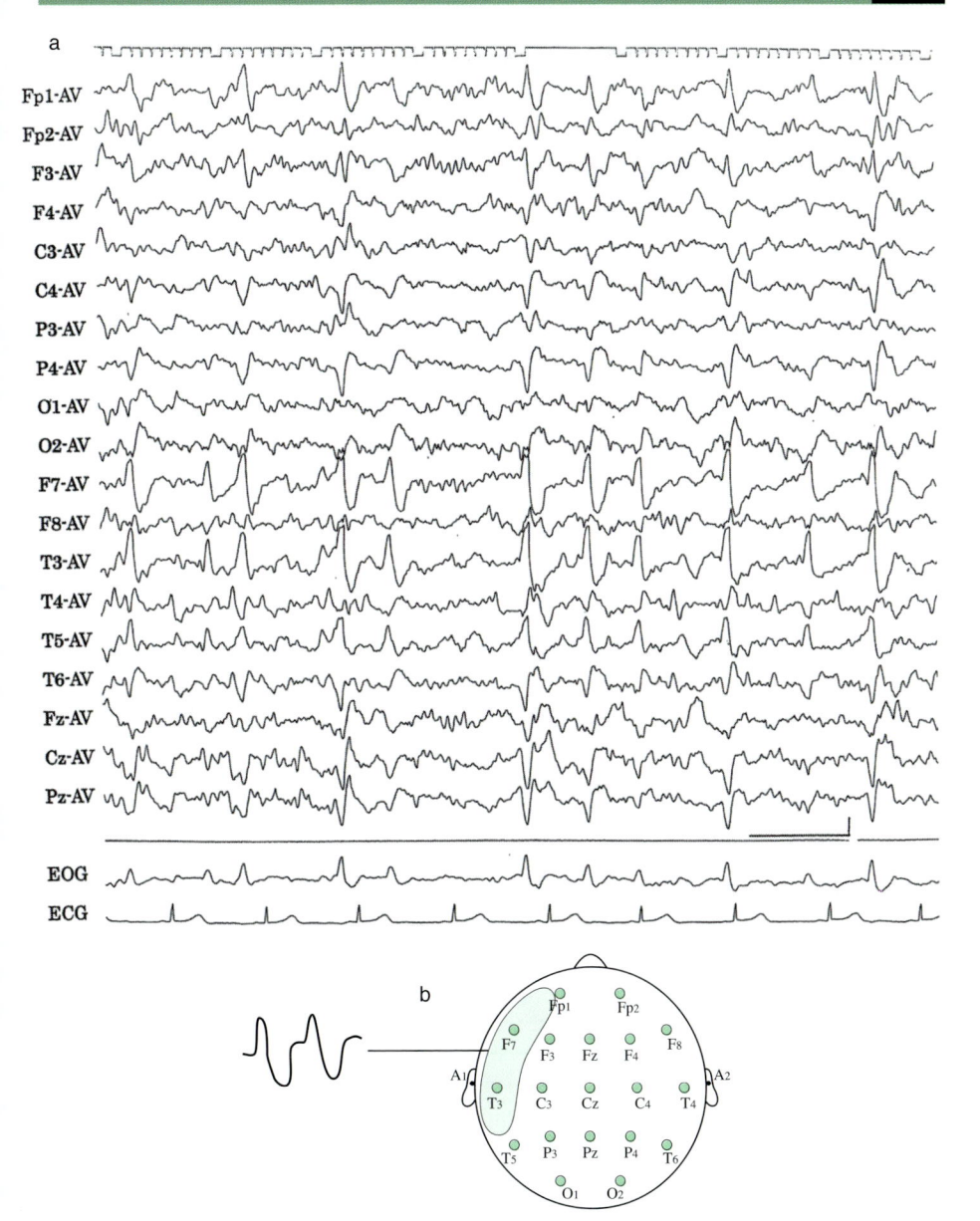

図 3-39　局在性鋭波

a：15 歳男児　(特発性焦点性てんかん) アベレージ　睡眠ステージ 2　前図の続き．アベレージ法を使用すると，鋭波は F7, T3 に限局する．図 3-38 は「基準電極の活性化」のため，鋭波を認めない導出では陽性鋭波が出現しているように見えただけである．
b　局在を視覚的に表した図　鋭波の局在が一目瞭然となる．

II. 実践編

表 3-2 突発性異常波の出現様式

全般性	両側同期	一次性両側同期
	非対称性	
局在性	（一見）両側性	二次性両側同期
		両側対称性
		鏡像焦点
	局在性	半球性
		焦点性
		固定焦点
		多発焦点
		移動焦点

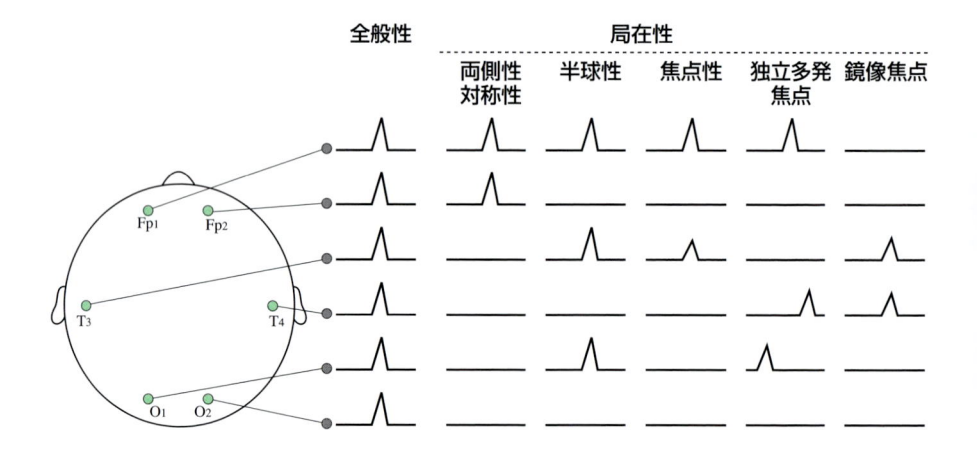

図 3-40 全般性と局在性の模式図

全般性では，どの導出でも脳波の形はほぼ同じになる．一方局在性は，異常波は特定の導出部位だけに出現する．両側対称性，半球性，焦点性，多焦点性，などと分類されている．鏡像焦点は，一側に局在性てんかん原性があると脳梁を介して対側脳の同部位にも異常脳波が出現することである．

4. 基礎波の異常と突発性異常波をあわせ持つ異常

a) ヒプスアリスミア (hypsarrhythmia) (図 3-41)

　ヒプスアリスミアは突発性異常波を伴う基礎波の異常である。高振幅な棘波，鋭波が部位的にも時間的にもバラバラに出現し（多焦点性），高振幅徐波が同期性をほとんど示さずに出現する（非同期性）。統制がまっ

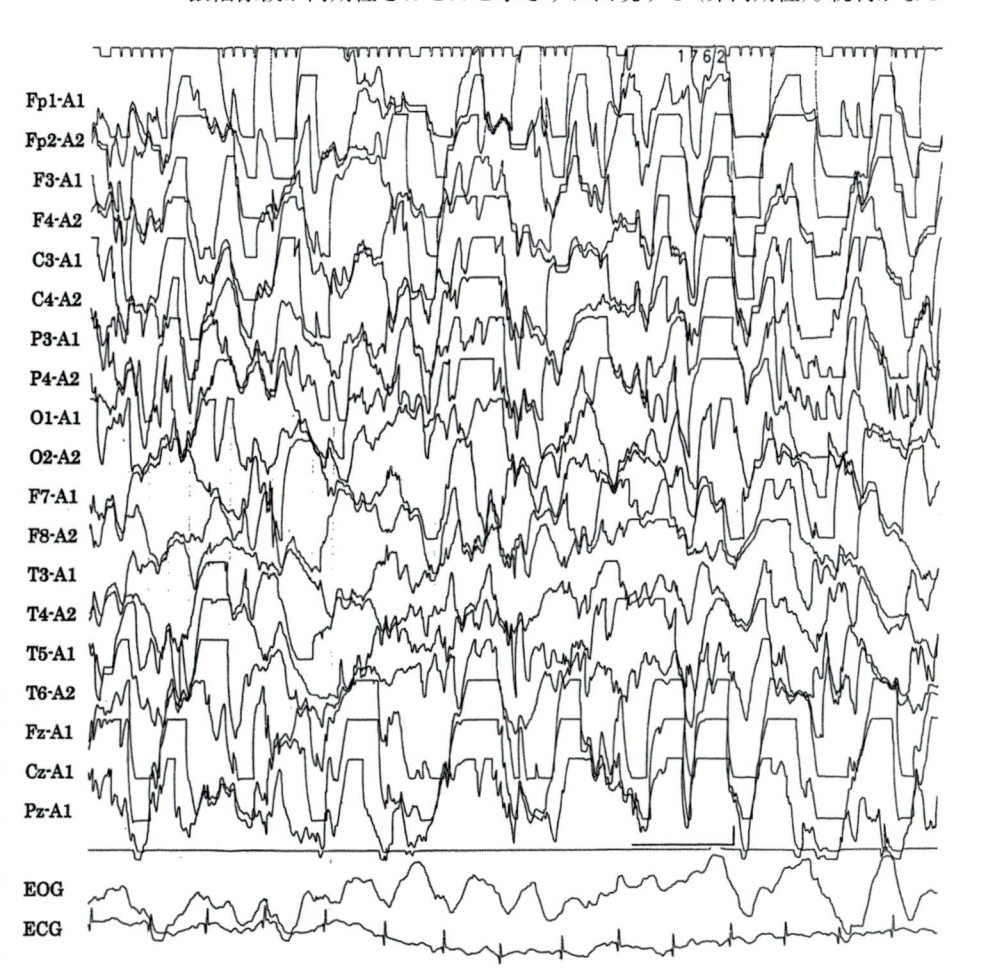

図 3-41　ヒプスアリスミア（hypsarrhythmia）
8 カ月男児（West 症候群）　単極導出　睡眠（ステージ不明）時　高振幅徐波が同期性をほとんど示すことなく出現しており，加えて高振幅棘波，鋭波が部位的にも時間的にもバラバラに出現している．同期性は非常に悪く，まったく統制のとれていない脳波で高度異常である．脳の成熟につれて徐々にヒプスアリスミアは変容していく．

II. 実践編

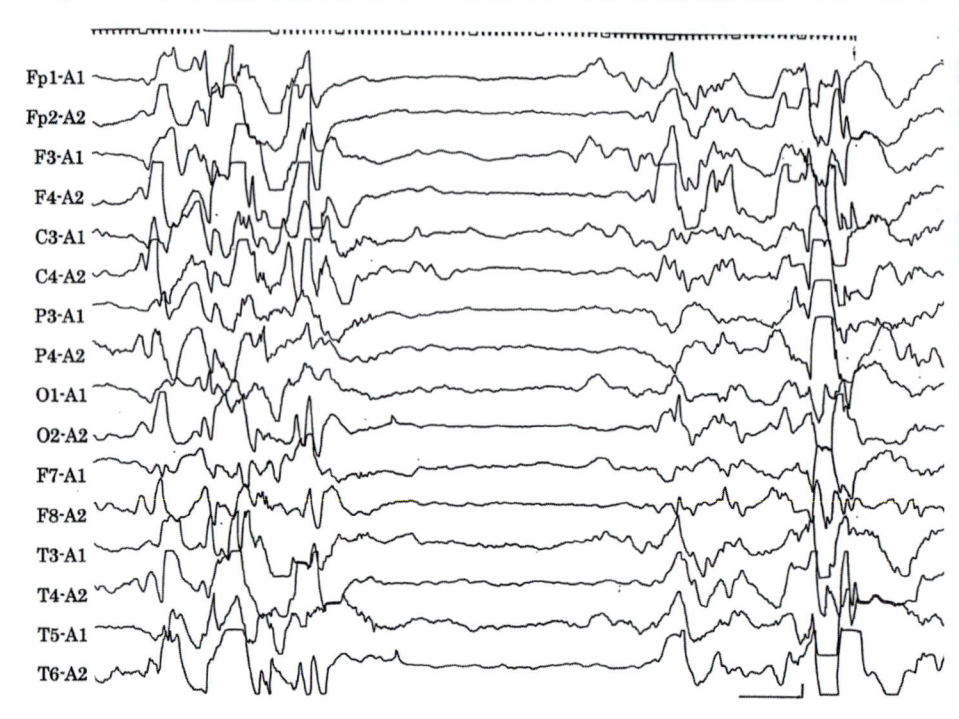

図 3-42　バースト・サプレッション（burst-suppression pattern）
1 カ月男児（EIEE）　単極導出　睡眠（ステージ不明）時　3～5 秒間続くバースト内には同期性のない高振幅徐波とやはり同期性のきわめて不良な棘波ないしは鋭波をバラバラに認めている．ここだけ見るとヒプスアリスミアに似ている．バーストの合間には 5 秒間程度の全般性低振幅脳波を認める．この部位をサプレッションと呼ぶ．バースト部とサプレッション部が交互に出現することからバースト・サプレッションないしはサプレッション・バーストと呼ぶ．これも非常に高度な異常脳波である．

たくとれていない無秩序な脳波である。West 症候群の時に出現する高度異常脳波である。

b）バースト・サプレッション（burst & suppression）（図 3-42）

　これも突発性異常波を伴う基礎波の異常である。高振幅で同期性の悪い不規則な棘徐波が全般性に群発し，その直後から全般性の平坦波が続く。数秒間隔でこれを繰り返す。大田原症候群（サプレッション・バーストを伴う早期乳児てんかん性脳症：Early infantile epileptic encephalopathy with suppression-burst：EIEE）や早期ミオクロニー脳症（Early myoclonic encephalopathy：EME）の時に出現する高度異常脳波である。

代表的な脳波

またこのパターンは，麻酔薬などを用いて中等度麻酔深度に至った時にも現れる。けいれん重積の際には，人工呼吸器で呼吸を確保しながら，全身麻酔薬を使用してこの麻酔深度に持ち込むことによって，けいれんを頓挫させる治療がよく行われる。

C 人工産物（artifact）

脳のすべての電気活動は非常に微弱なので，脳波を記録するために脳波計は大きな増幅を行っている。筋電図や心電図に比較しても脳波はずっと振幅が小さい。瞬き・体動・緊張・発汗などの影響を受けて人工産物（アーチファクト）が入りやすい。また検査環境が悪いときや電極（リード線）の故障もアーチファクトの原因となる。

1. 瞬き（図 3-43）

瞬きは随意でも不随意でも起きる。前額部の筋の活動が入ると特に前頭極部（Fp1, Fp2）に徐波が入りやすい。人によっては連続的に出現することがある。その時は連続性徐波のように見える。脳波の上では筋電図の混入などで鑑別するが，難しい場合がある。瞬きを確実に鑑別するには，脳波施行時に本人を観察しているかあるいはビデオカメラで表情を記録しておくことが一番確実である。

2. 筋電図（図 3-44）

特に前側頭部（F7, F8），中側頭部（T3, T4）には大きな側頭筋があるので，口を動かしたり奥歯を噛みしめたりするだけで筋電図が入りやすい。口を軽く開いてリラックスしてもらうとこの筋電図は減少する。入眠するとほとんど出なくなる。また後頭部や頭頂部にも筋電図が入ることがある。筋電図は，一般的に β 波よりも速く連続して出現するので干渉して「黒く濃く」見えるため，突発性異常波との区別は困難ではない。ときに発作時脳波では，発作波が振幅の小さい筋電図様に見える場合がある。

3. 心電図（図 3-45）

単極導出では，心電図が混入しやすい。心電図はあたかも小さな棘波のように見える。全体に混入する場合と特定の導出部位だけに混入する

II. 実践編

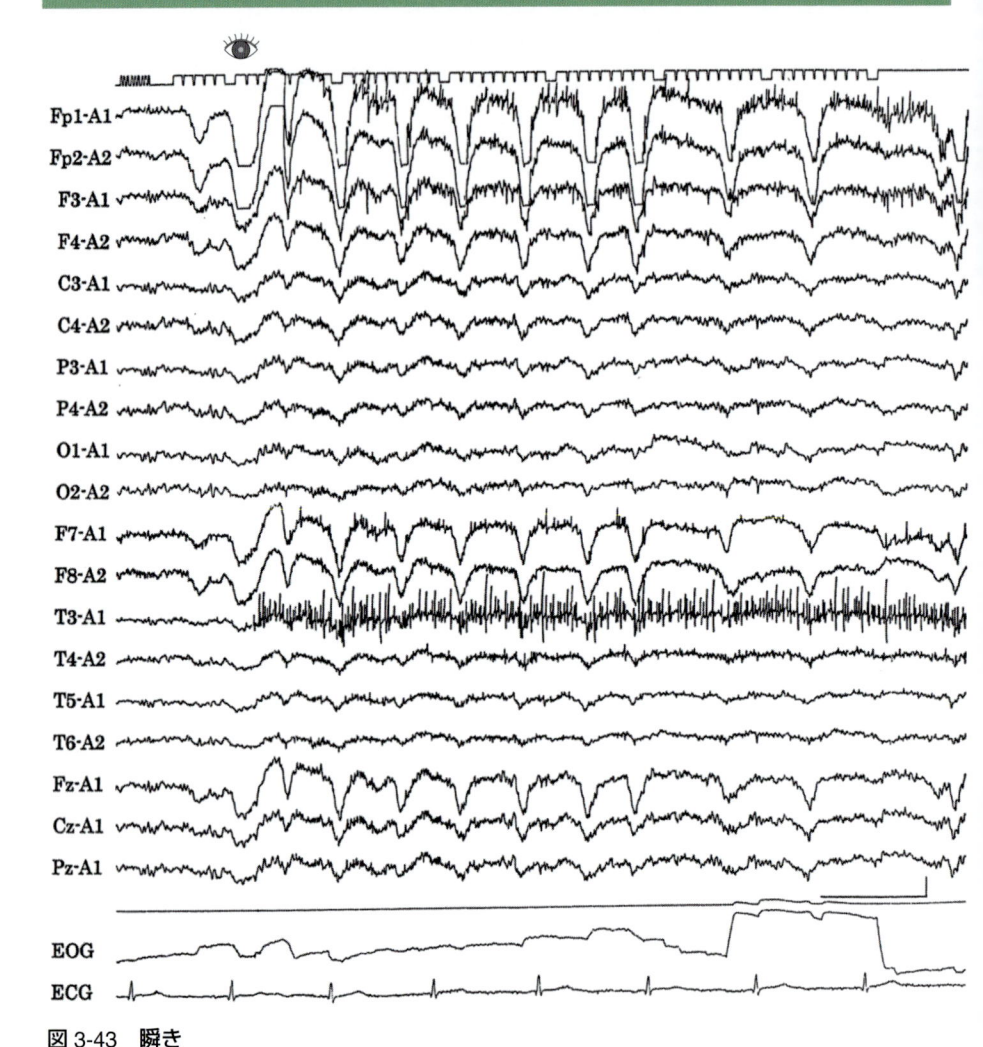

図 3-43　瞬き
10歳男児　単極導出　安静覚醒開眼時　前頭極部から前頭部（Fp1, Fp2, F3, F4）に約2Hzの不規則なδ波を連続的に認めている．一見前頭部優位の連続する徐波に見える．開眼しており，前頭部に筋電図を混入することなどが鑑別に有用である．

場合がある。通常は周期の同じ波形が心電図に一致して出現するので，棘波との鑑別は困難ではない。脳波施行時に心電図をとっておくのは，心電図混入をチェックすることが大きな目的である。さらに，不整脈な

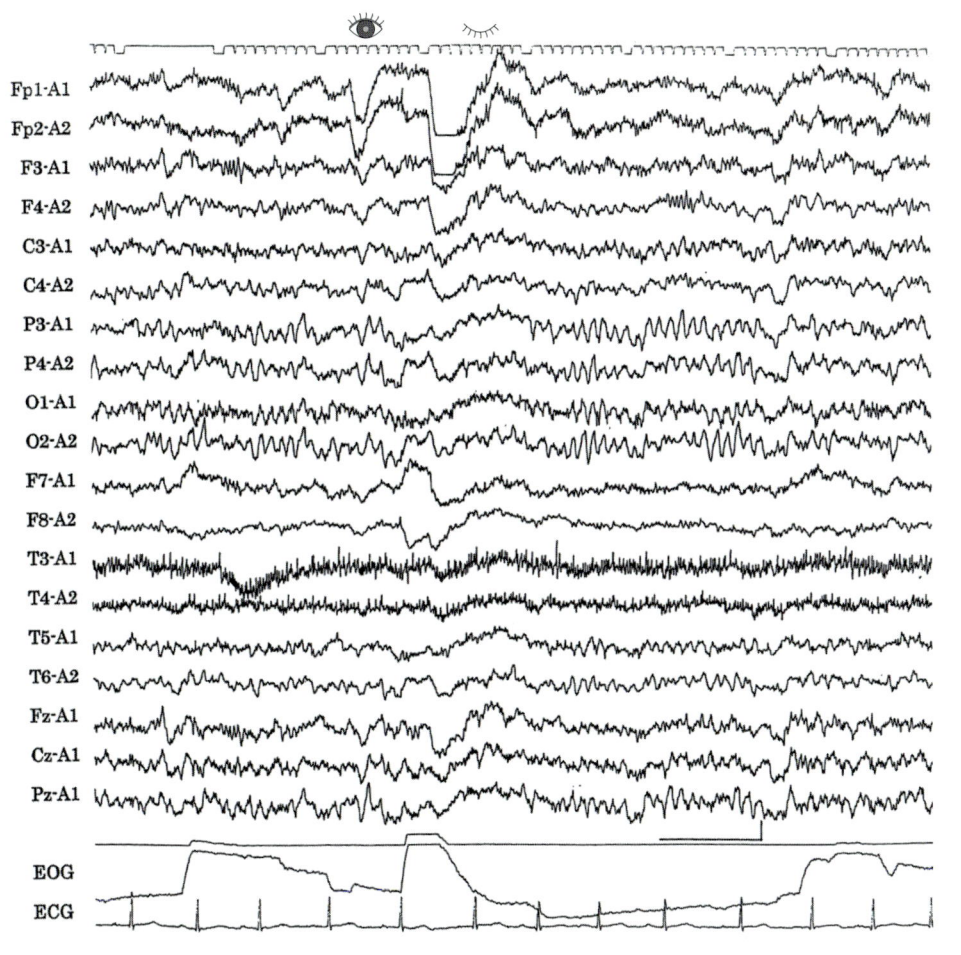

図 3-44　開閉眼と筋電図

8歳男児　単極導出　安静覚醒閉眼時　基礎波は周波数約9Hz，振幅30〜80μVのα波である．前頭極部（Fp1，Fp2）の揺れは開眼時（マーク）と閉眼時（マーク）に認める．また両側側頭部（T3，T4）に筋電図を持続的に認める．

どの心電図異常の有無を判断することも可能である．「けいれん」が主訴でも，心電図異常をきたす心疾患の場合が稀にあるので，脳波判読する時には必ず心電図所見も確認する．

II. 実践編

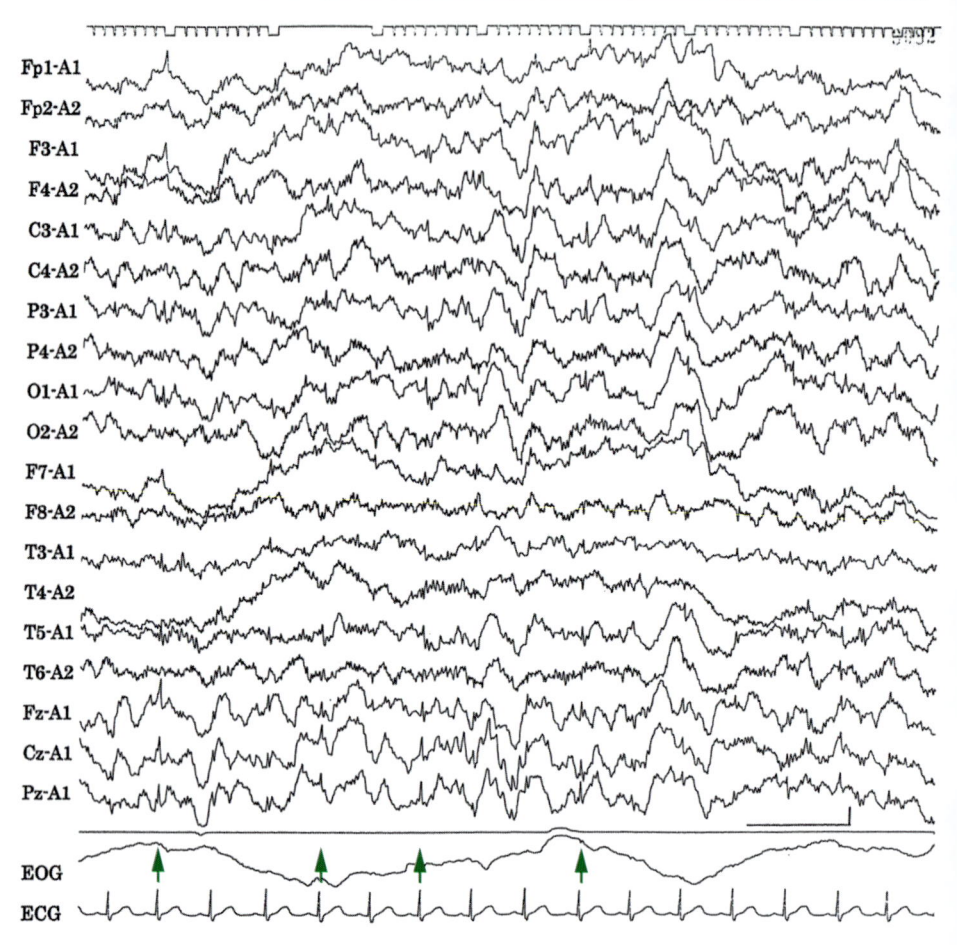

図 3-45 心電図
1歳男児　単極導出　睡眠ステージ2　中心部（Cz）に少量の睡眠紡錘波を認める．左半球全体に鋭い棘波を頻回に認める．よく見ると心電図に完全に一致している．おそらくは耳朶電極（A1）の問題が考えられる．心電図の影響は双極導出ではほとんど認められなくなるので，判定に当たっては常に確認しておく．

4. 電極はずれ

　　電極の接触が不安定になっていると，ほんの一瞬はずれただけで，あたかも孤立性棘波のように見えることがある（図 3-46，図 3-47）。双極誘導で 1 導出部位だけに電極はずれがあると，位相逆転のように見える。

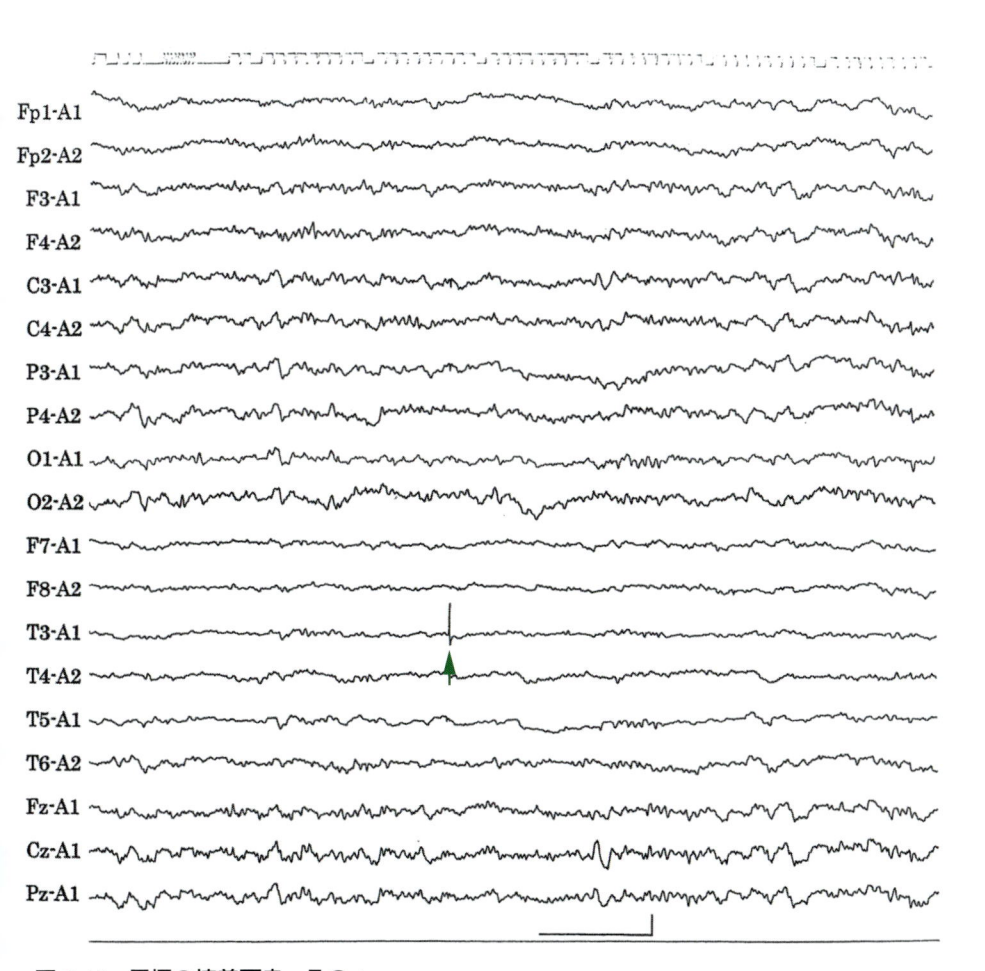

図 3-46　電極の接着不良—その 1
13 歳男児　単極導出　睡眠ステージ 2　前頭部から中心部にかけて頭蓋頂鋭波と睡眠紡錘波を認める．左中側頭部（T3）に非常に持続の短い棘波様の波を 1 回だけ認める．
非常に持続時間が短いので，この波形を見たら人工産物を考える．特に電極の接着不良の場合が多い．特徴として棘波の持続時間が短いこと，近傍の電極に突発性異常波が同時に見られない（拡がりがない）ことなどがあり，鑑別は困難ではない．

II. 実践編

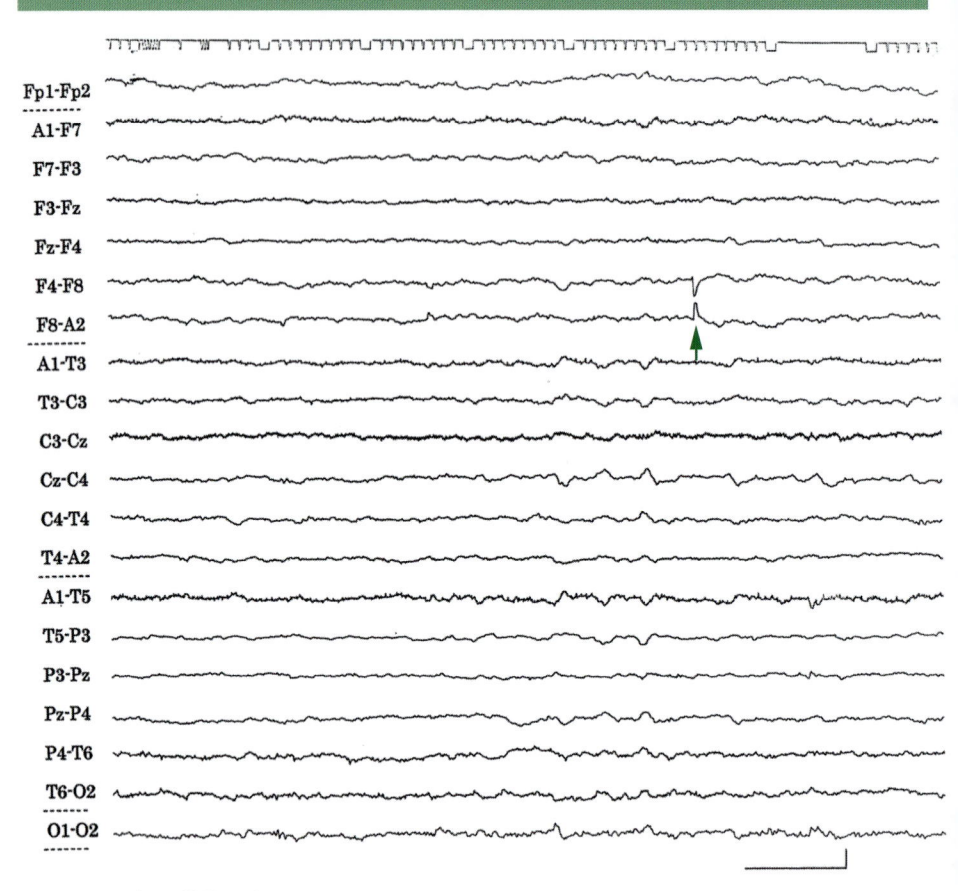

図 3-47　電極の接着不良―その 2
15 歳男児　双極導出　睡眠ステージ 1　右前側頭部 F4～F8 間で下向きに棘波，F8～A2 間で上向きの棘波を認めることから，この間にある F8 近傍の異常波の焦点を考えたくなる．図 3-46 と違って持続時間では鑑別は困難である．この場合は棘波様の脳波の立ち上がりに注目する．この図のように垂直に近い立ち上がりは人工産物の可能性が高い．また近傍の電極にまったく異常が見られない（拡がりがない）ことも鑑別の助けになる．

焦点性棘波と勘違いしかねない。しかし，図 3-47 のように棘波の出現が一つの導出（F8）だけで，しかも立ち上がりが垂直に近い場合は電極の接触不良を考える。

3 代表的な脳波

5. 電極リード線の問題

電極接触が常時不良になっている時や電極自体の状態が悪い時にはきれいな記録ができない．図 3-48 のように 1 個の電極（P4）だけできれいな脳波がとれない場合は，頭皮をきれいに拭いてペーストを塗り直して電極をつけ直す．それでも改善しなければ，電極リード線の問題（断線，接触不良など）があるので電極リード線自体を取り替える．

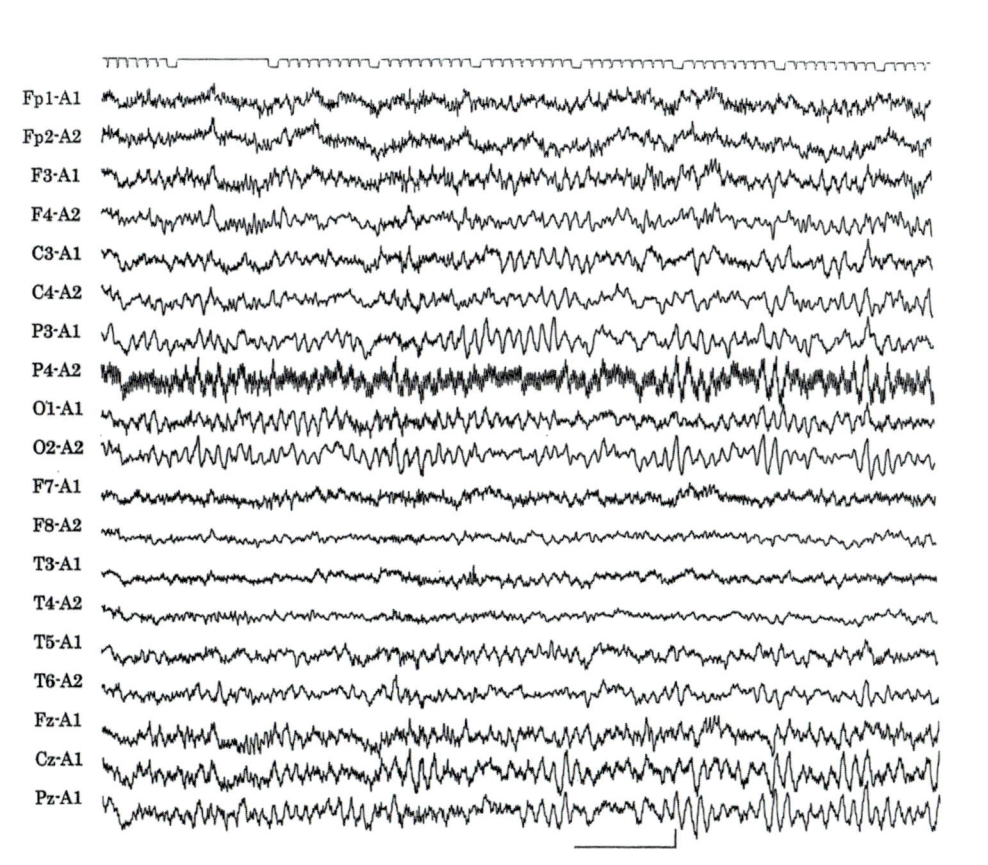

図 3-48　電極の接着不良―その 3
9 歳男児　単極導出　安静覚醒閉眼時　基礎波は周波数約 9Hz，振幅 20～100μV のやや不規則な α 波で軽い左右差を認める．問題は右頭頂部（P4）の誘導できれいな脳波がとれていないことである．電極接着不良の可能性を考え貼り直す必要がある．この場合はこの電極を貼り直しても改善せず，電極自体の故障（接触不良，断線など）による交流障害と考えられた．1 カ所でもこのような脳波が入ると全体が美しく見えないので，速やかに電極を交換する．

II. 実践編

6. 基線の動揺

　　　　　基線の動揺は頭部発汗や体動などで認めることがある（図3-49）。暑い部屋で脳波検査を行っていると，汗のために電極が浮き気味になりやすい。一般的に，小児では頭部発汗が多いので，このような人工産物を防ぐには室温のコントロールが必要である。広汎な基線の動揺があったら，耳朶の発汗や接触不良をまず疑う。

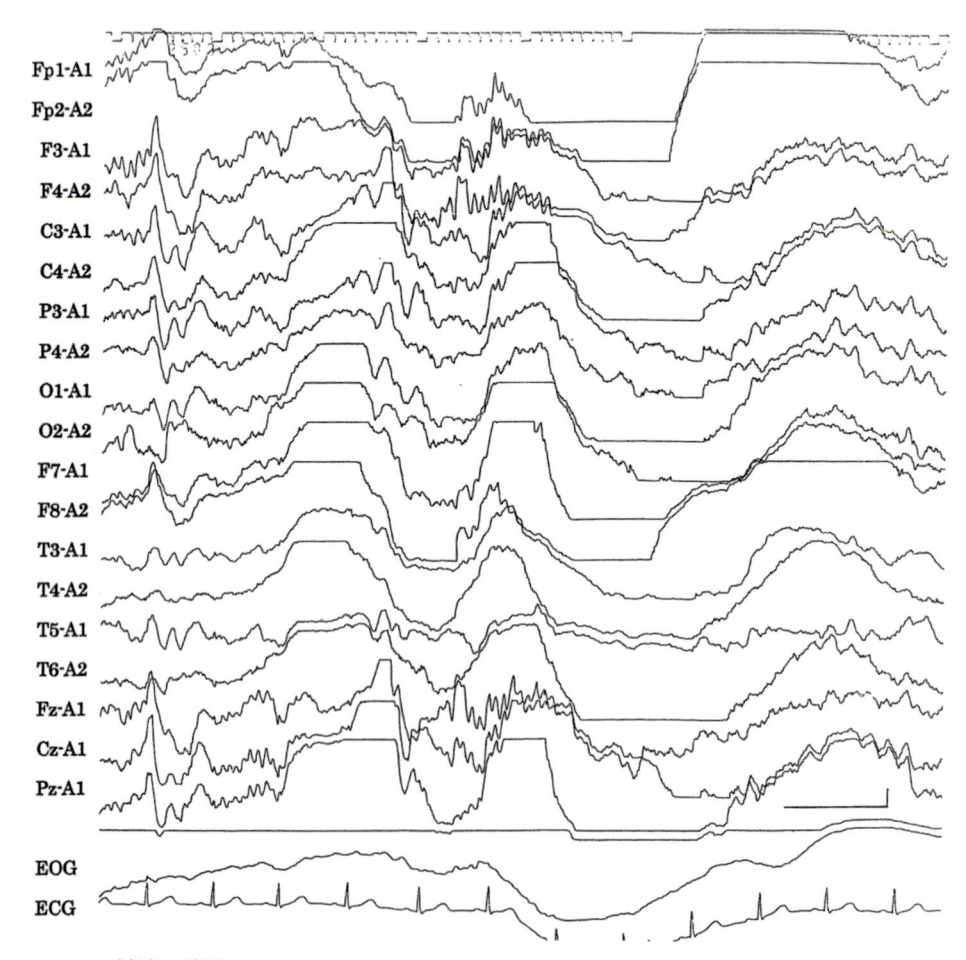

図3-49　基線の動揺
8歳女児　単極導出　睡眠ステージ2　前頭部に睡眠紡錘波を認める．基線が大きく揺れている．このような基線の揺れは，体動や発汗によって認められる．脳波検査の際には検査室の室温が上がって汗をかかないよう配慮する．

4 症例呈示

A 典型的症例

　　ここでは異常脳波を呈した典型的症例を呈示する。

　　小児で最も脳波検査が有用な疾患は，何と言ってもてんかんである。けいれんや意識減損などの症状があって，てんかん性脳波異常が見出された場合には，てんかんと診断してよい。しかし，たとえば言語遅滞，チック，自閉症，精神遅滞などの患者に脳波を施行して，てんかん性異常を見出す場合がある。この時は，臨床症状と脳波異常との関連性を慎重に判断する。正常人でもてんかん性異常脳波が出現する場合もあるので，「症状が出ないよう予防投薬」や「脳波を治すことだけが目的の薬物投与」は慎むべきであろう。ただし，重度の脳波異常により言語遅滞・言語消失・知的退行などが起きることがある（Landau-Kleffner 症候群，非けいれん性てんかん重積，徐波睡眠時に持続性棘徐波を示すてんかん，など）ので，脳波改善を目的とした治療が行われることはあり得る。

　　てんかんと診断するためには，家族や目撃者から発作の様子を詳細に聴取する。その上で脳波異常を確認する。脳波検査はてんかんの診断になくてはならないものである。発作型を判断する時，頼りになる情報源は目撃者の記憶がほとんどであるので，客観的な判断が難しいことが多い。診断時点で発作時ビデオがあることは例外的であるため，発作型の判定が困難な場合は，発作時脳波記録を試みる。当センターではビデオ脳波同時記録を積極的に行っている。

　　てんかん症候群分類は 1989 年に国際抗てんかん連盟（ILEA）から提案されたものが長らく使用されてきた（表 4-1）。大まかに全般性か局在関連性かに分類し，それぞれを特発性か症候性に分けることが基本である。しかし，特に小児てんかんではこの分類に含まれない病型も多いため，改訂が望まれていた．2001 年に ILEA より改定案が提出された（表 4-2）。この試案では含まれる症候群が多くなっていた。「てんかん専門医」

II. 臨床編

表 4-1　てんかん，てんかん症候群および発作性関連疾患の分類（国際抗てんかん連盟，1989 年）

1. **局在関連性（焦点性，局所性，部分性）てんかんおよび症候群**
   - 1.1 特発性（年齢に関連して発病する）
     - 中心・側頭部に棘波をもつ良性小児てんかん
     - 後頭部に突発波をもつ小児てんかん
     - 原発性読書てんかん
   - 1.2 症候性
     - 小児の慢性進行性持続性部分てんかん
     - 特異な発作誘発様態をもつてんかん
     - 側頭葉てんかん
     - 前頭葉てんかん
     - 頭頂葉てんかん
     - 後頭葉てんかん
   - 1.3 潜因性

2. **全般てんかんおよび症候群**
   - 2.1 特発性（年齢に関連して発病する．年齢順に記載）
     - 良性家族性新生児けいれん
     - 良性新生児けいれん
     - 乳児良性ミオクロニーてんかん
     - 小児欠神てんかん（ピクノレプシー）
     - 若年欠神てんかん
     - 若年ミオクロニーてんかん（衝撃小発作）
     - 覚醒時大発作てんかん
     - 上記以外の特発性全般てんかん
     - 特異な発作誘発様態をもつてんかん
   - 2.2 潜因性あるいは症候性（年齢順）
     - West 症候群（infantile spasms）
     - Lennox-Gastaut 症候群
     - ミオクロニー失立発作てんかん
     - ミオクロニー欠神てんかん
   - 2.3 症候性
     - 2.3.1 非特異病因
       - 早期ミオクロニー脳症
       - サプレッション・バーストを伴う早期乳児てんかん性脳症
       - 上記以外の症候性全般てんかん
     - 2.3.2 特異症候群

3. **焦点性か全般性か決定できないてんかんおよび症候群**
   - 3.1 全般発作と焦点発作を併有するてんかん
     - 新生児発作
     - 乳児重症ミオクロニーてんかん
     - 徐波睡眠時に持続性棘徐波を示すてんかん
     - 獲得性てんかん性失語（Landau-Kleffner 症候群）
     - 上記以外の未決定てんかん
   - 3.2 明確な全般性あるいは焦点性のいずれの特徴も欠くてんかん

4. **特殊症候群**
   - 4.1 状況関連性発作（機会発作）
     - 熱性けいれん
     - 孤発発作，あるいは孤発のてんかん重延状態
     - アルコール，薬物，子癇，非ケトン性高グリシン血症などによる急性の代謝障害や急性中毒の際にみられる発作

はこの試案に出てくる症候群をすべて知っていて，この試案を使いこなせることが求められている，という一つの水準として理解すべきであると思われたが，結局この改定案も症候群が多く専門性に過ぎるなどの理由で使用されなかった．2010 年 ILEA より新しい提案がなされたところである．

表 4-2 てんかん症候群および関連疾患（国際抗てんかん連盟，2001 年）

症候群のグループ	特定の症候群	
乳児期・小児期の特発性焦点性てんかん	良性乳児発作（非家族性） 中心側頭葉棘波を示す良性小児てんかん 早発性良性小児期後頭葉てんかん（Panayiotopoulos 型） 後発性小児期後頭葉てんかん（Gastaut 型）	
家族性（常染色体性優性）焦点性てんかん	良性家族性新生児発作 良性家族性乳児発作 常染色体性優性夜間前頭葉てんかん 家族性側頭葉てんかん 種々の焦点を示す家族性焦点性てんかん	
症候性 （またはおそらく症候性） 焦点性てんかん	辺縁系てんかん 新皮質てんかん	海馬硬化を伴う内側側頭葉てんかん 特定成因による内側側頭葉てんかん 局在と成因で規定されたその他タイプ Rasmussen 症候群 HH（片側けいれん・片麻痺）症候群 局在と成因で規定されたその他タイプ 早期乳児期の移動性部分発作
特発性全般てんかん	乳児の良性ミオクロニーてんかん ミオクロニー・脱力発作を伴うてんかん 小児期欠神てんかん ミオクロニー欠神を示すてんかん 種々の表現型を示す特発性全般てんかん 　　　　　若年性欠神てんかん 　　　　　若年性ミオクロニーてんかん 　　　　　全般性強直間代発作のみのてんかん 熱性けいれんプラスを示す全般てんかん	
反射てんかん	特発性光感受性後頭葉てんかん その他の視覚感受性てんかん 原発性読書てんかん 驚愕てんかん	
てんかん性脳症	早期ミオクロニー脳症 大田原症候群 West 症候群 Dravet 症候群（乳児重症ミオクロニーてんかん） 非進行性脳症におけるミオクロニー重積 Lennox-Gastaut 症候群 Landau-Kleffner 症候群（LKS） 徐波睡眠期に持続性棘徐波を示すてんかん（LKS 以外）	
進行性ミオクローヌスてんかん		
てんかんの診断を必ずしも必要としない疾患	良性新生児発作 熱性発作 反射発作 アルコール離脱時発作 薬物その他の化学物質で誘発された発作 外傷直後および早期外傷後発作 単回発作あるいは単回群発作 頻度の稀な反復発作（希少てんかん）	

II. 臨床編

■ 症例1（6歳女児）

主訴：熱性けいれん後予防投薬の減量中止希望

現病歴：生後5カ月，39℃の発熱に伴い全身を30秒間くらい強直させた後，しばらく四肢をピクピクさせる発作が初発した。発作はこの日に2回あった。いずれも1分間以内に自然に止まった。前医で脳波検査により異常所見を認めたため，フェノバルビタール（フェノバール）30mg投与が開始された。以後発作なし。脳波異常が続くためフェノバールは徐々に増量されていた。フェノバールの減量中止を希望して当科受診した。初診時はフェノバール70mgを内服していた。紹介状によると，睡眠脳波で左中心部の孤立性棘波と3Hz棘徐波複合を認めるとのことであった。

発作型：全般性強直間代発作

▷**その他の所見**

身体所見異常なし。精神運動発達異常なし。神経学的所見異常なし。

▷**睡眠時脳波所見**（図4-1）

基礎波：睡眠ステージ1〜2。頭蓋頂鋭波を認める。

突発性異常波：広汎性に高振幅θ波（5Hz，200μV以上）群発を見る。持続は3秒弱である。このθ波の一部には棘波が重畳しているように見えるところがある。また，左前頭部（F3）から中心部（C3）に棘波様の鋭い波形を認めるが，頭蓋頂鋭波との鑑別が困難である。

脳波所見は，確かに前医の指摘どおり左中心部に孤立性棘波様の波形を認めた。しかし，棘徐波複合は認めず，高振幅θ波群発を認めた。これはてんかん原性のある異常波ではなく，入眠期同期性高振幅θ波（hypnagogic hypersynchronous θ）と考えた。

▷**診　断**：熱性けいれん。臨床的には乳児期に発熱に伴う発作が2回あっただけで，以後まったく発作はなかったので熱性けいれんと診断した。

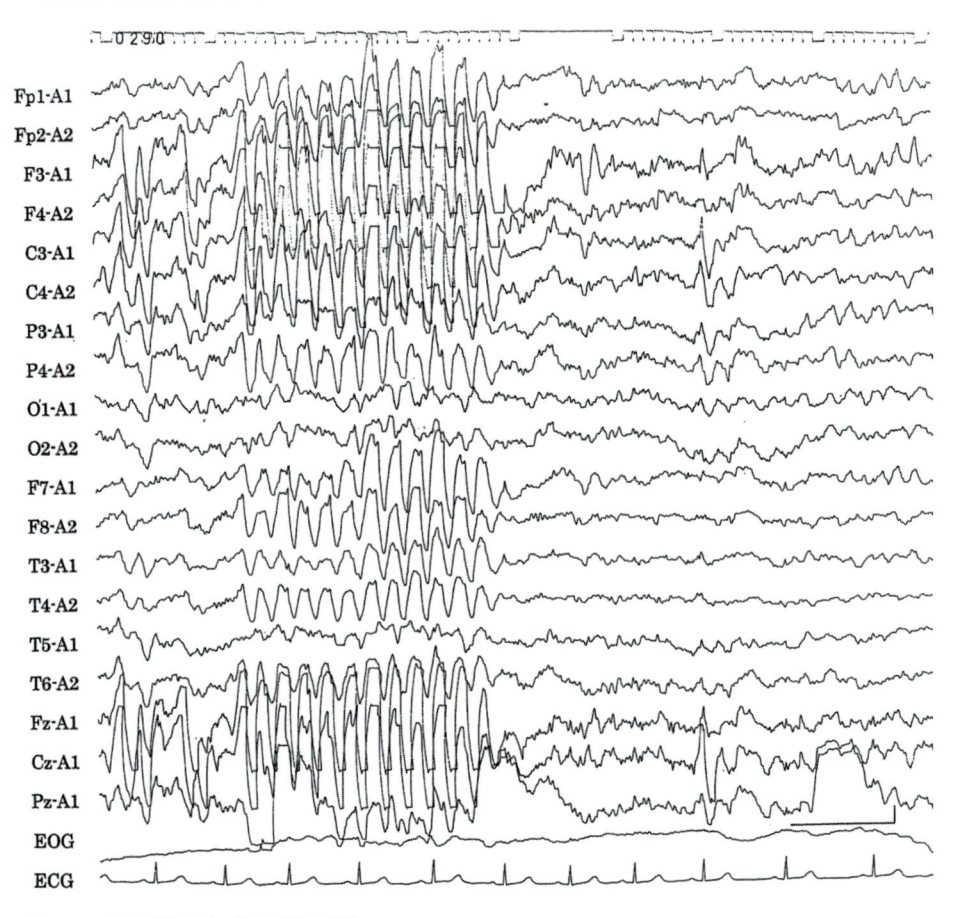

図 4-1 睡眠時脳波（単極導出法）
基礎波：睡眠ステージ 1～2．頭蓋頂鋭波を認める．**正常**
突発性異常波：広汎性に高振幅 θ 波（周波数 5Hz, 振幅 200μV 以上）群発を見る．持続は 3 秒弱である．この θ 波の一部には棘波が重畳しているように見えるところがある．また，左前頭部（F3）から左中心部（C3）に棘波様の鋭い波形を認めるが，頭蓋頂鋭波との鑑別が困難である．**境界**

▷その後の経過

　脳波所見で軽度異常があるものの 6 年間けいれん発作はなかったので，熱性けいれんとしてフェノバールの減量中止を開始した。減量は 2 カ月毎に 5mg ずつと非常にゆっくり行い，結局 2 年間で終了した。その後 3 年間無治療で経過を追った。まったく何の症状もなく順調に経過したので経過観察を終了した。

■熱性けいれん

本症は 38℃以上の発熱に伴う発作性疾患（強直発作あるいは強直間代発作が多いが脱力のような非けいれん性発作もある）で，中枢神経感染症や代謝異常など明らかな原因のないものである．好発年齢は 1 歳前後，多くは 3 歳以下で初発する．一般的に 7 歳頃には出現しなくなる．7〜10%の小児が経験する．複合型（家族歴あり，脳障害の既往，6 カ月未満あるいは 6 歳以上，けいれん重積，部分発作，発作後の持続性意識障害あるいは麻痺，短時間内の発作頻発など）は特に注意が必要．半数は 1 回のみであるが，残りは複数回経験する．

発作はほとんどが数分間以内に自然に停止する．けいれん重積の場合は救急治療および原因検索が必要である．

一部に，乳児重症ミオクロニーてんかんや熱性けいれんプラスを示す全般てんかんなどのてんかん発作の初発症状であることがあるので，経過観察が重要である．治療はジアゼパム（ダイアップ）による予防が普及している．2 回以上発作があれば予防を考慮する．

本症例のように軽度の脳波異常がある場合には，より一層慎重な対応が必要である．なお，hypnagogic hypersynchronous θ は熱性けいれんと相関する可能性を以前指摘されたこともあるが，現在は大きな病的意義はないという解釈が多い．

■ 症例 2（13 歳男児）

主訴：5 分間以内の全身の強直発作を繰り返した

現病歴：精神運動発達の順調な中学 1 年生．先日自宅で 3 時間くらい連続してパソコンでゲームをしていたら，大声を出した．父が確認に行ったら畳の上に倒れて，四肢強直（上肢屈曲下肢伸展）して意識はまったくなかった．発作に明らかな左右差はなかった．5 分間以内に自然に停止して意識も回復した．2 週間後に近医で施行された脳波では，異常所見なし．5 カ月後，同様の四肢を強直させる発作が起きた．今回も 5 分間以内に自然に停止した．診断治療を希望して当科受診した．

発作型：全般性強直発作

▷**その他の所見**

身体所見異常なし．神経学的異常なし．

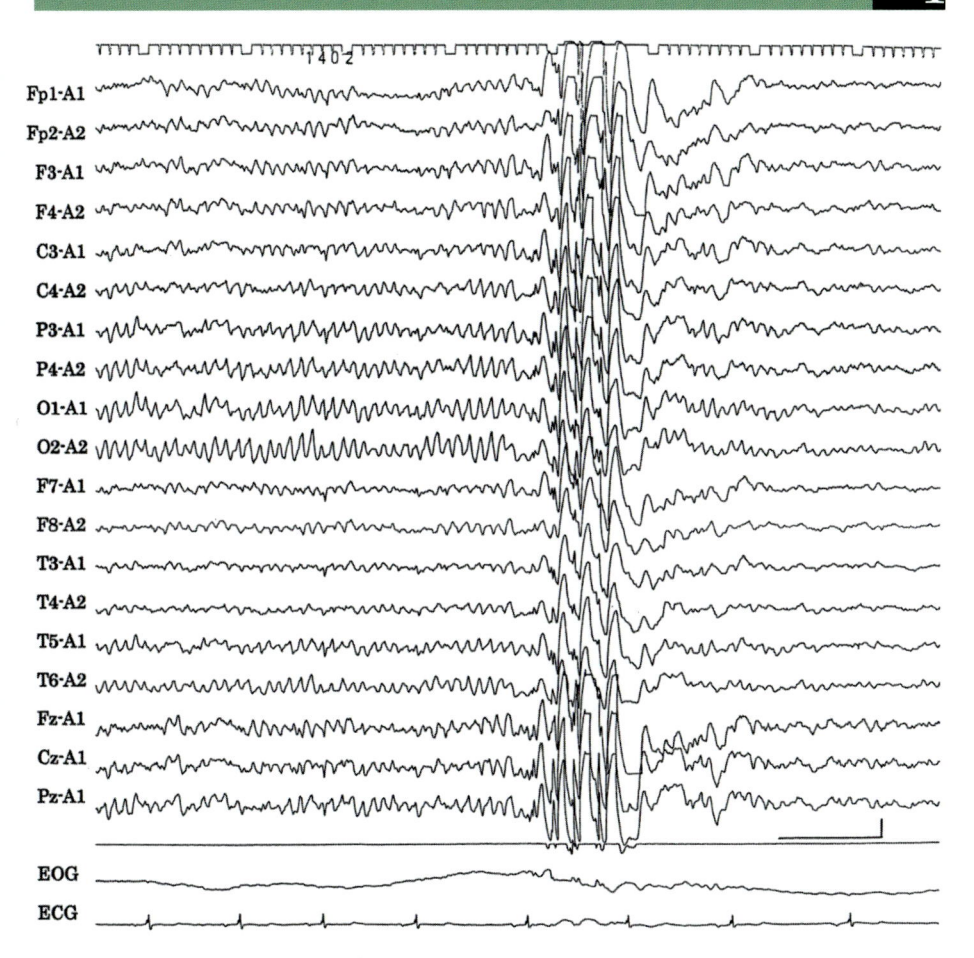

図 4-2 覚醒時脳波（単極導出法）
基礎波：周波数 9〜10Hz，振幅 30〜80μV の α 波を後頭部優位に左右差なく認める．**正常**
突発性異常波：4Hz の高振幅棘徐波複合を全般性に認める．持続時間は，約 1 秒間程度である．**異常**

▷覚醒時脳波所見（図 4-2）

基礎波：9〜10Hz，30〜80μV の α 波を後頭部優位に左右差なく認める。
突発性異常波：4Hz の高振幅棘徐波複合を全般性に認める。

▷診　断：覚醒時大発作てんかん

II. 臨床編

▷**その後の経過**

2回目の発作後，バルプロ酸（デパケン）を10mg/kgで開始した．6カ月後に全般性強直発作が起きたので，15mg/kgに増量し発作は5年間以上コントロールされた．デパケンを減量したところ，けいれん発作が再発した．再度増量して止まっている．

■**覚醒時大発作てんかん**

本症は特発性全般てんかんで，主に10代に好発する．覚醒中に起きることが特徴である．睡眠不足や光刺激が発作を誘発することがあるので，生活指導が大切である．発作はあまり頻回には起きない．間歇時脳波で異常が認められる場合は，両側同期性であることが診断上重要である．部分発作の二次性全般化でないことをしっかりと確認する．治療はバルプロ酸によく反応する．コントロールは比較的容易であるものの，薬用量減量によって再発しやすいことも知られている．

■ **症例3（7歳女児）**

主訴：連日みられる1分間以内の意識減損発作

現病歴：5歳頃から，短時間目がうつろになり反応が乏しくなる（①）ことがあるのに家族は気付いていた．最近，ピアノ発表会の最中に演奏を急にやめて宙を見つめる（②）ということがあった．この動作停止が連日みられるようになったため受診した．停止の持続時間は15秒間から1分間くらいで，立っている時に起きても転倒することはなかった．動作が停止し反応がなくなる時に口をもぐもぐ動かすことがあった（③）．学校では特に何も指摘されてはいなかった．

発作型：定型欠神発作（①，②，③）

▷**その他の所見**
身体所見異常なし．神経学的異常所見なし．

▷**覚醒時脳波所見**（図4-3）
全般性に3Hz高振幅棘徐波複合を連続性に認める．
振幅200μV以上．
この棘徐波複合は約1分間持続．口をもぐもぐ動かす自動症を伴う意識減損発作が確認された．

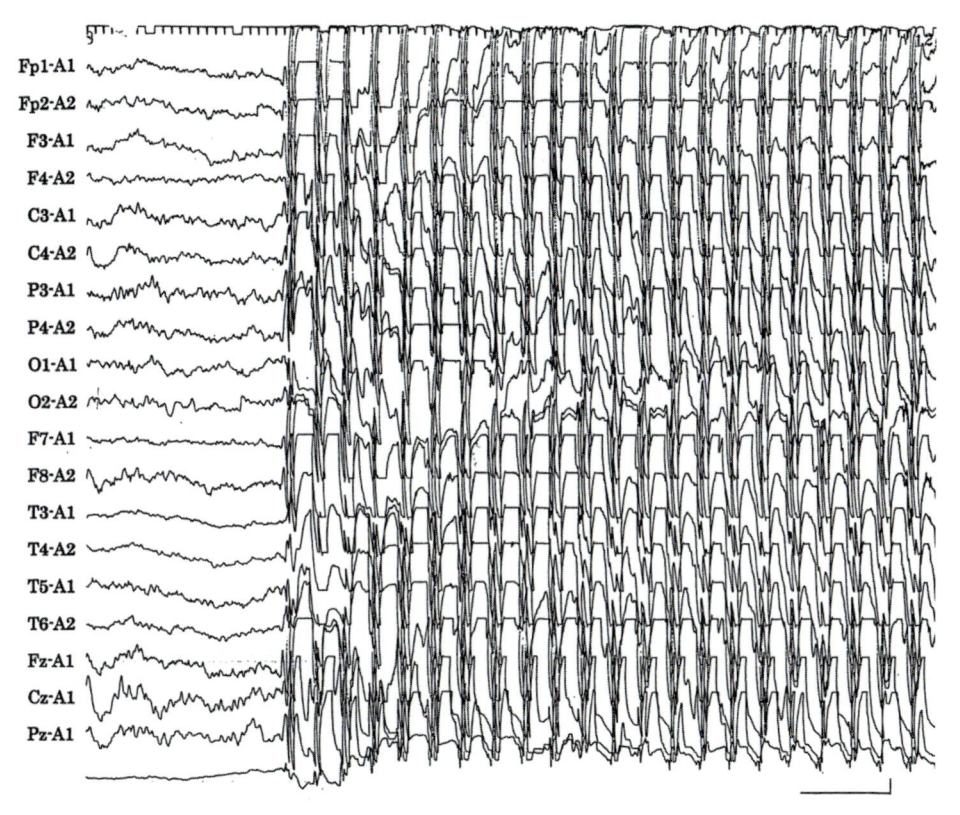

図 4-3　覚醒時脳波（単極導出法）
突発性異常波：全般性に 3Hz 高振幅棘徐波複合が連続性に認められる．振幅は 200μV 以上．この棘徐波複合は約 1 分間持続．**異常**

▷**診　断**：小児欠神てんかん

▷**その後の経過**

　バルプロ酸で治療開始。30mg/kg まで増量して血中濃度が 100μg/mL を超えても意識減損発作を連日認めたため，バルプロ酸は無効と判断した。そこでエトサクシミド（ザロンチン）を加えたところ，20mg/kg で意識減損発作は消失した。バルプロ酸を中止してザロンチン単剤とし，この量で継続した。半年後の脳波では異常波はまったく認めなかった．3 年間発作のないことを確認し，2 年間かけてザロンチンを減量中止した。その後，発作再発はない。

II. 臨床編

■ 小児欠神てんかん

　幼児期から学童期に好発する意識消失発作を頻発するてんかん．発作開始は突然で前兆は伴わない．行動は停止し，外界からの刺激に対して反応がなくなる．終了も急速で，本人は気付かずに発作前の行動を続けることもある．発作中に眼瞼や口唇の律動的な動きを伴うこともある．脳波では，発作時に左右対称的で全体が同期する3Hzの規則的な高振幅棘徐波複合を呈する．周波数は徐々に遅くなることが多い．脳波上でも発作波の起始と終了が明確である．
　治療はバルプロ酸が第1選択．効果が不十分の場合はエトサクシミドを使用する．
　強直間代発作を合併することもある．この場合もバルプロ酸が有効なことが多い．

■ 症例4（14歳女児）

主訴：全身の強直発作と短時間の動作停止

現病歴：精神運動発達歴に異常なし．3日前の日中，自宅で上肢屈曲下肢伸展して全身を強直させてから四肢をばたつかせる発作（①）を初めて起こした．1分以内に自然に停止した。母も強直間代発作を17歳時に初めて起こし，現在も抗てんかん薬を内服継続中であった。同様の疾患の可能性を考え受診した。よく訊ねると，短時間の動作停止（②）を家族が気にしていた。本人は気付いていなかった。

発作型：①全般性強直間代発作，②欠神発作

▷**その他の所見**
　一般身体所見異常なし。神経学的異常所見なし。

▷**覚醒時脳波（過換気負荷約2分経過時）所見**（図4-4）
　基礎波：不規則な低振幅 α 波を頭頂部から後頭部に認める。前頭部には θ 波を認める。
　突発性異常波：全般性3Hz高振幅棘徐波複合を約5秒間認める。この時明らかな発作は認めなかった。

▷**診　断**：若年欠神てんかん

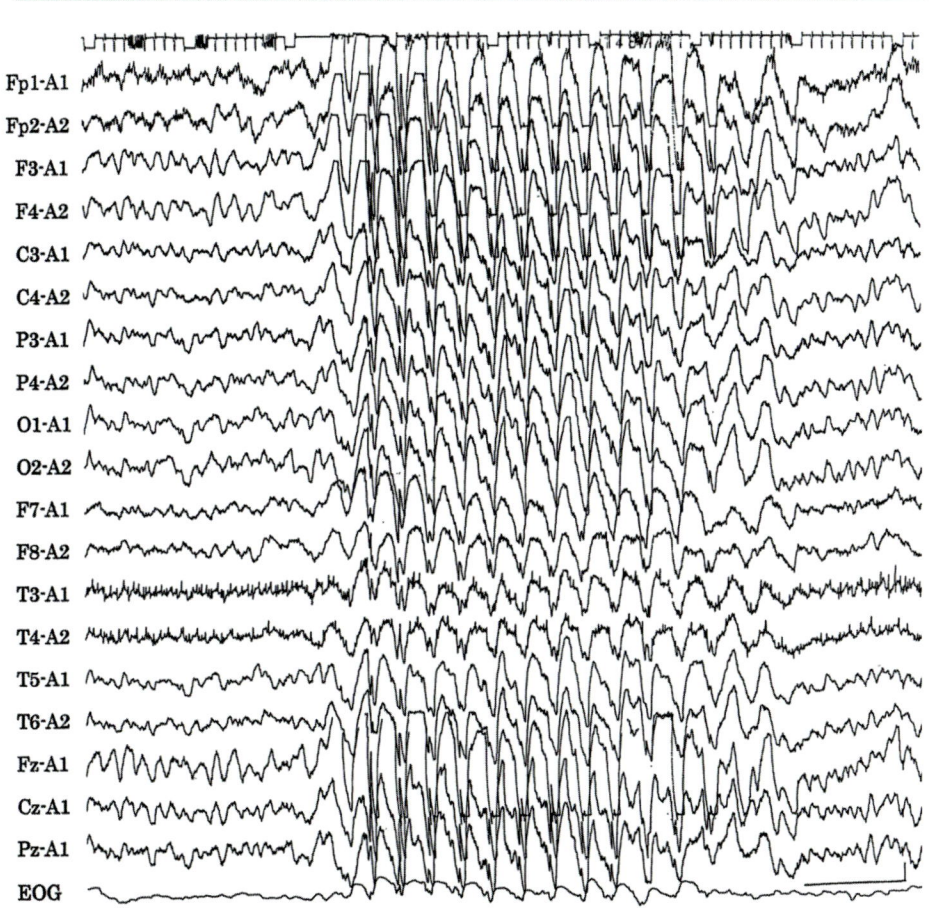

図 4-4 覚醒時脳波（過換気負荷約 2 分経過時）（単極導出法）
基礎波：不規則な低振幅 α 波を頭頂部から後頭部に認める．前頭部には θ 波を認める．**正常**
突発性異常波：全般性 3Hz 高振幅棘徐波複合を約 5 秒間認める．**異常**

▷ **その後の経過**

　バルプロ酸 10mg/kg で治療開始したところ，発作はまったく認めなくなった．1 年半ほどしたところ，2 日間飲み忘れた時に全般性強直間代発作が再発した．その後も内服を忘れると意識減損発作や強直発作がみられたため，増量して経過をみている．

II. 臨床編

■**若年欠神てんかん**

10代で初発する全般てんかんで，欠神発作と強直間代発作を併せもつ．本症の意識減損発作は小児欠神てんかんよりも頻度が少ないことが知られている．80%という高率で強直間代発作を合併する．脳波は小児欠神てんかんと同様3Hzの全般性高振幅棘徐波複合が出現する．治療に対する反応性が良好で，バルプロ酸やエトサクシミドが使用される．発作が再発する症例も少なくない．

■ 症例5（7歳男児）

主訴：入眠後左上肢強直し，流涎する発作を繰り返す

現病歴：5歳10カ月時，寝入って約30分後に布団の中で，左上肢を屈曲させて胸の前でしっかりと手を握り眼球上転し流涎する発作（①）が2～3分続き，そのまま入眠した。半年後に同様の発作があったため近医を受診。脳波異常を指摘され「良性てんかん」の診断でカルバマゼピン（テグレトール）が処方された。以後10カ月ほどは発作なく良好であったが，服薬遵守にもかかわらず1週間前と3日前に以前と同様の発作があり，セカンド・オピニオンを求めて受診した。

発作型：左上肢焦点性運動発作（①）

▷その他の所見

一般身体所見異常なし，神経学的所見異常なし。

▷入眠期脳波所見（図4-5a）

突発性異常波：右中心部（C4）～頭頂部（P4）～中側頭部（T6）と左中心部（C3）～頭頂部（P3）～中側頭部（T5）に，左右独立して2相性棘波ないし鋭波を認め，連続性に鋭徐波複合を形成するところもある。

▷睡眠脳波所見（図4-6，図4-7）

基礎波：14Hz睡眠紡錘波を両側前頭部にほぼ対称性に認める。

突発性異常波：両側中心部（C3, C4）を中心に2相性棘波ないしは鋭波を認める。左右の突発性異常波は，C3, C4を焦点にしてそれぞれ独立して出現している（図4-5b）。

症例呈示 4

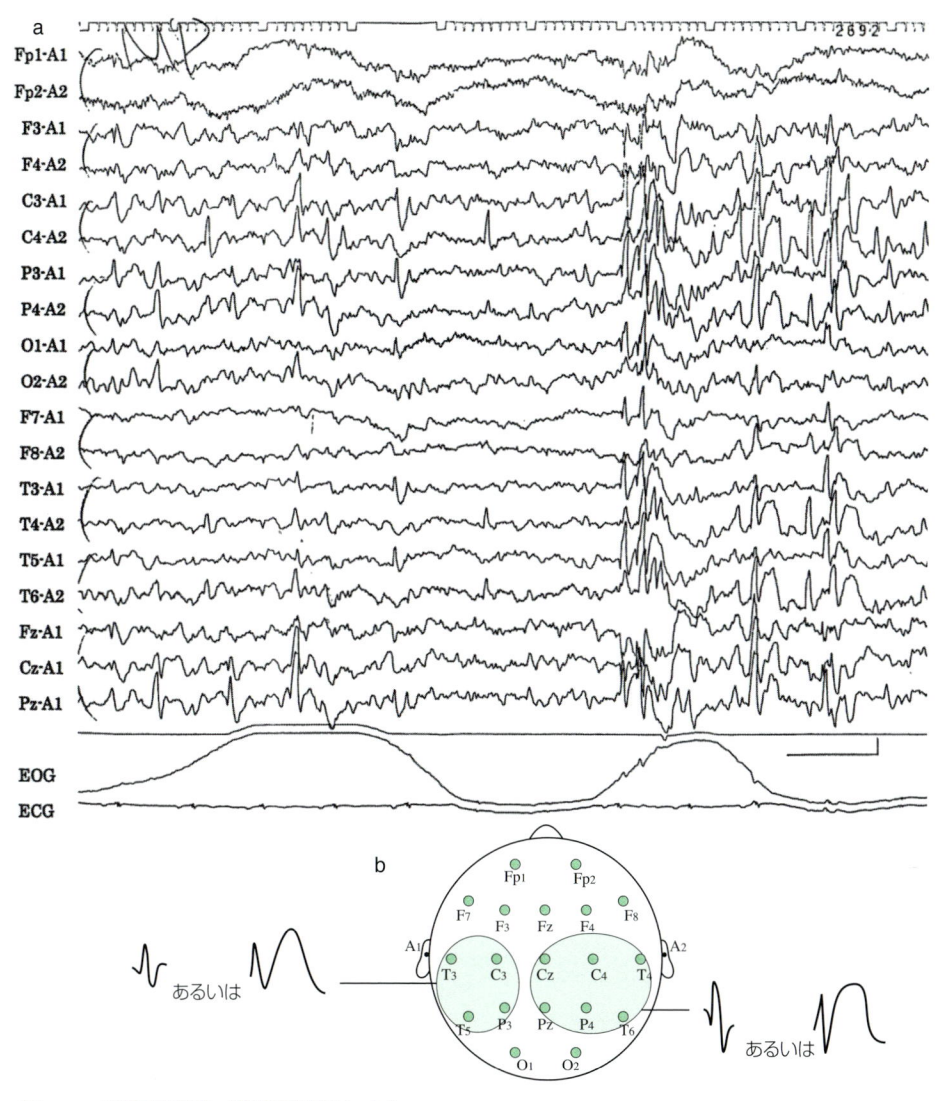

図 4-5　睡眠時脳波（単極導出法）(a)
基礎波：ステージ 1～2 であるが，この範囲では明らかな頭蓋頂鋭波や睡眠紡錘波は認めない．**正常**
突発性異常波：右中心部（C4）～頭頂部（P4）～側頭中部（T6）と左中心部（C3）～頭頂部（P3）～側頭中部（T5）に左右独立して，2 相性棘波ないし 2 相性鋭波を頻回に認め，連続性に鋭徐波複合を形成するところもある．**異常**
b：局在模式図

II. 臨床編

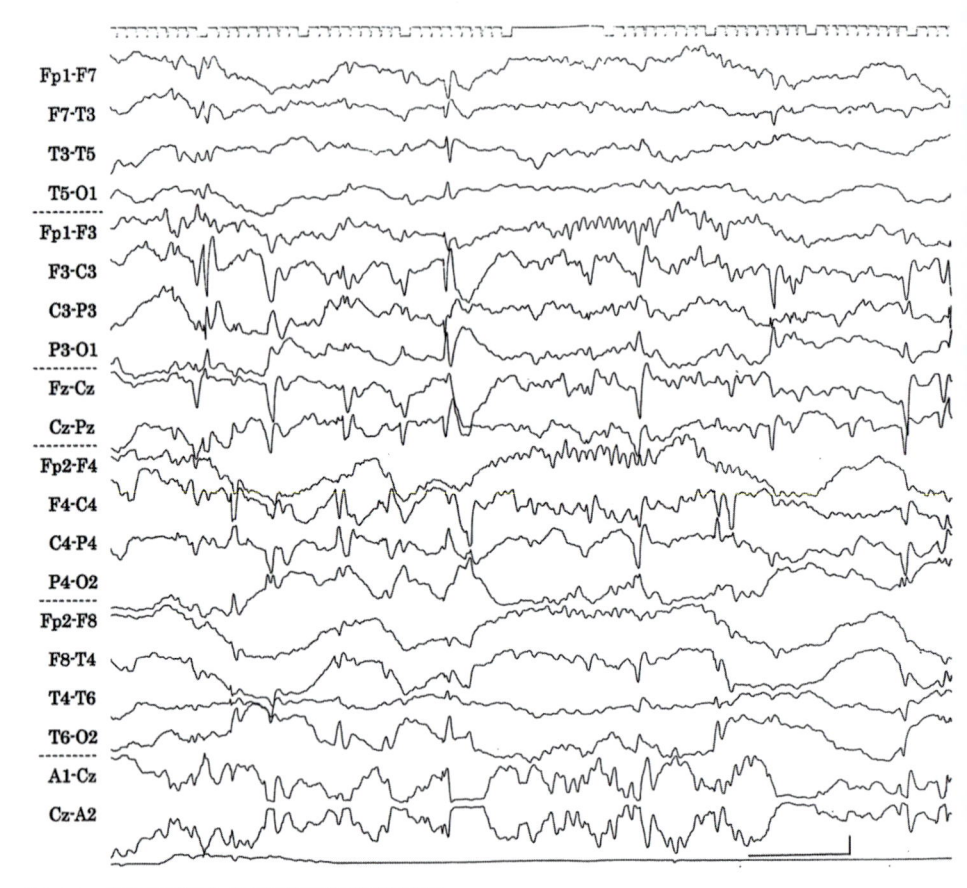

図 4-6　睡眠時脳波（双極導出連結縦断法）
基礎波：14Hz 睡眠紡錘波を両側前頭部にほぼ対称性に認める．**正常**
突発性異常波：両側中心部（C3, C4）を中心に 2 相性棘波ないしは鋭波を認める．左右の突発性異常波は，C3, C4 を焦点にしてそれぞれ独立して出現している．**異常**（スケール縦目盛＝100μV）

▷診　断：中心側頭部に棘波をもつ良性小児てんかん（BECCT）

▷その後の経過
　受診時のカルバマゼピン（テグレトール）内服量は 15mg/kg で血中濃度は 8.9μg/mL と十分上昇していた．ある程度の効果はあったと判断して，新たにクロナゼパム（リボトリール）を 0.02mg/kg だけ 1 日 1 回夜に追加した．以後発作はまったく見られず，3 年間経過した．脳波も徐々に

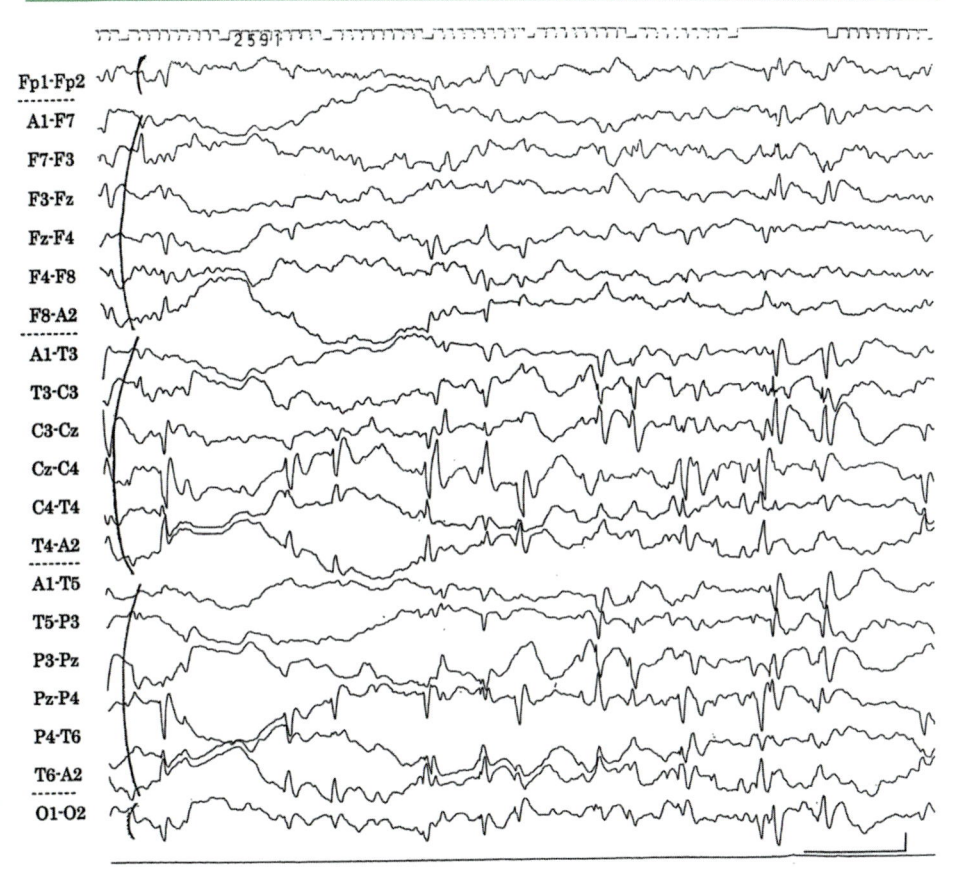

図 4-7 睡眠時脳波（双極導出連結横断法）
基礎波：14Hz 睡眠紡錘波を前頭部にわずかに認める．**正常**
突発性異常波：両側中心部（C3，C4）に 2 相性棘波を認める．左右の突発性異常波は独立して出現している．**異常**（スケール縦目盛＝100μV）

改善した。薬剤の減量を開始した。カルバマゼピンを 1 年半，クロナゼパムを 1 年半それぞれかけて減量中止し，治療終了した。

■**中心側頭部に棘波をもつ良性小児てんかん**
（Benign epilepsy of childhood with centrotemporal spikes：BECCT）

最も頻度が高く，しかも予後のよい年齢依存性てんかん症候群．小児てんかんの 15～25％を占めるとされる．小学生が発症のピーク．ほとんどが睡眠中の発作．片側顔面や上肢の異常感覚と部分けいれんが主症状，二次性全般化して全般性強直間代発作をきたすこともある．

II. 臨床編

　　脳波では，一側中心側頭部に 2 相性高振幅棘波（鋭波）を頻回に認める．両側性に認めることもあり，左右同期する時と同期しない（左右独立）こともある．時間経過とともに反対側に焦点が移動することもある．思春期を過ぎると大部分の患者で異常波が消失する．診断には睡眠脳波が重要である．
　　治療は，カルバマゼピンかゾニサミド（エクセグラン）が第一選択薬．クロナゼパムは少量でも脳波改善効果が大きく，発作頻回例に使用すると効果絶大なことがよくある．部分発作に対する治療で効果がない場合には，バルプロ酸を使用してもよい．筆者は 3 番手の薬剤にしている．
　　脳波から BECCT と診断した場合でも時々治療に難渋することがあるので，家族・保護者に対して初めから「良性」を強調しない方が治療関係を築くためにはよいと考える．

■ 症例 6（12 歳男児）

主訴：動作停止しボーっとなる発作と睡眠中の全身の強直発作

現病歴：精神運動発達順調な男児．10 歳時日中活動中に左手をクネクネと動かしながら，ボーっとなって呼びかけに反応しなくなる状態が 10 秒間くらい続く発作（①）を繰り返すようになった。始まりは突然で，意識の回復は徐々であった。発作後睡眠をとることが多かった．1 日 1〜2 回見られた。また夜間睡眠中に全身を強直させる発作（②）が 1 回見られたので，近医を受診した。脳波検査を受け異常は指摘されなかったものの，「てんかん」と診断されてカルバマゼピンが処方された。その後 1 年間ほどまったく発作はなかった．11 歳時，ボーっとなる発作が再発し，週に 1〜2 回見られるようになった。この発作の前後で頭痛を訴えることもあった。バルプロ酸が加えられたら発作頻度が増加したため中止。次にフェノバルビタールやゾニサミドが処方されたものの効果なく，発作が週単位で続くため紹介受診した。

発作型：意識減損を伴う焦点性運動発作（①），全般性強直発作（②）

▷**覚醒時脳波所見**（図 4-8a）

基礎波：周波数 9Hz，振幅 30〜100μV の α 波が両側後頭部優位に出現。

突発性異常波：単発の高振幅鋭徐波（約 200μV）が F4，F8，T4 に局在性に出現している（図 4-8b）。

症例呈示 4

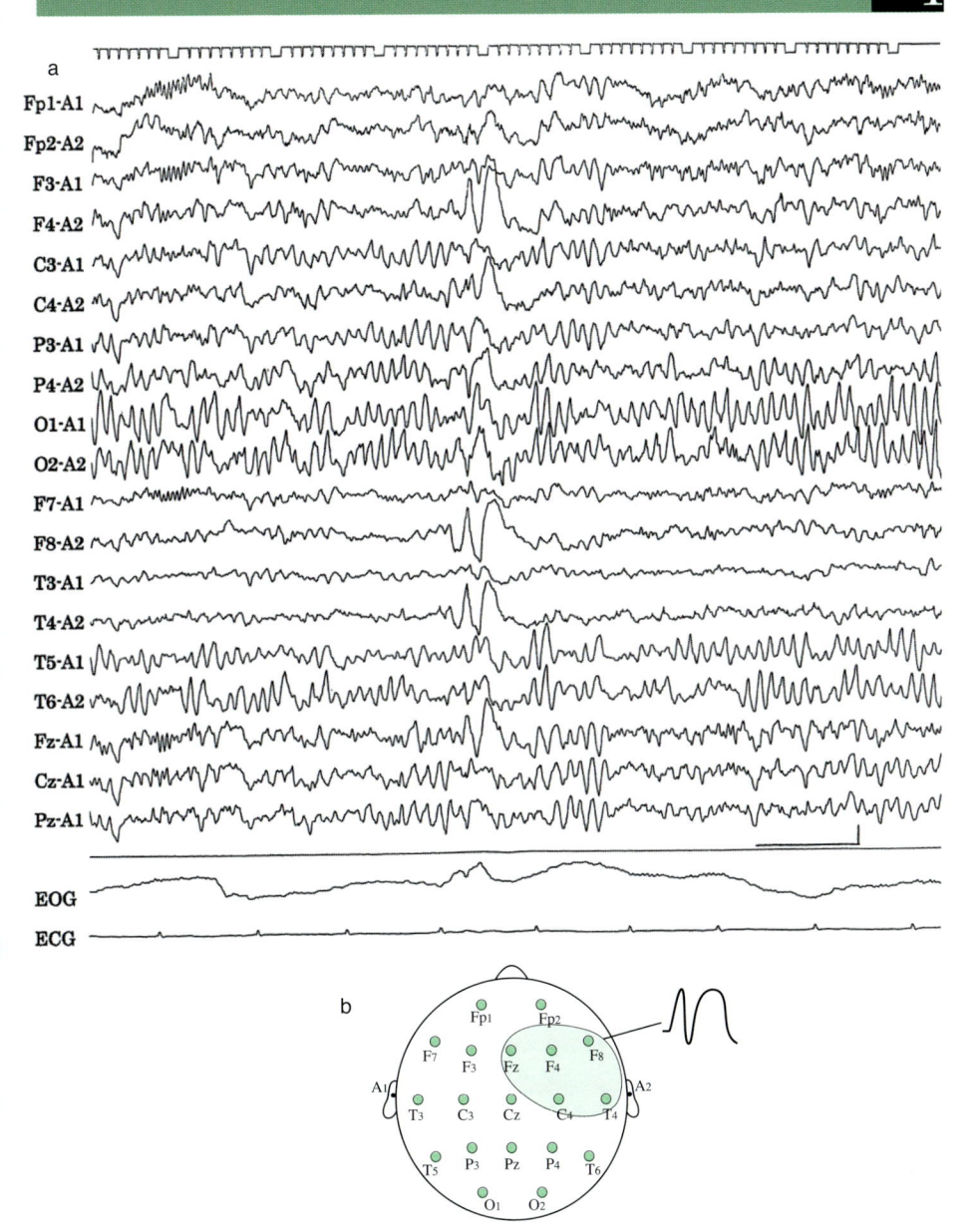

図 4-8　覚醒時脳波所見（単極導出法）(a)
基礎波：周波数 9Hz，振幅 30〜100μV の μ波が両側後頭部優位に出現．**正常**
突発性異常波：単発の高振幅鋭徐波（振幅約 200μV）が F4，F8，T4 に局在性に出現している．F8 で最も振幅が高くなっている．**異常**
b：局在模式図

▷**診　断**：側頭葉てんかん

▷**その後の経過**

　種々の抗てんかん薬に抵抗性の側頭葉てんかんであった．カルバマゼピンを再開しても無効，クロバザム（マイスタン）を加えてもまったく効果がなかった．頭部 MRI を施行したところ，右側頭葉に皮質形成異常が見出された．病巣摘出術が施行され，発作は 10 年間以上消失している．

▷**最終診断**：皮質形成異常による側頭葉てんかん

■**側頭葉てんかん**

　側頭葉にてんかん原性域をもち，意識減損を伴う焦点性運動発作をはじめとする部分発作を主体とするてんかん症候群である．内側側頭葉（海馬）硬化が原因として多い．薬剤に対して難治性であることがしばしばである．海馬硬化と熱性けいれん（特に複合型）との関連性が指摘されて久しい．小児では，皮質形成異常や腫瘍（ガングリオグリオーマ，アストロサイトーマなど）などの器質性疾患が原因となっていることも比較的多い．側頭葉てんかんでは必ず画像検査を行う．薬剤難治例は，外科的治療のよい適応となることが多い．

■　**症例 7（7 歳男児）**

　主訴：全身の強直発作と四肢を強直させ身体を捻って転倒する発作

　現病歴：生後 6 カ月と 2 歳 6 カ月時に発熱に伴う強直発作がみられ，「熱性けいれん」として近医で経過をみられていた．3 歳 11 カ月時，朝起きてしばらくして顔面を右へ向け四肢を伸展強直する発作（①）が無熱時に初めて起きた．同医で「てんかん」としてカルバマゼピンが投与開始された．数日して発疹が出現したためカルバマゼピンを中止してからは，特に治療を受けなかった．しかしその後も，突然意識消失して四肢を強直させ身体を捻って転倒する発作（②）が数カ月毎に起きていた．やがて②の発作が毎日のように起こるようになったため受診した．

　発作型：全般性強直発作（①），焦点性運動発作（転倒伴う強直発作あるいは対軸性間代攣縮）（②）

症例呈示 4

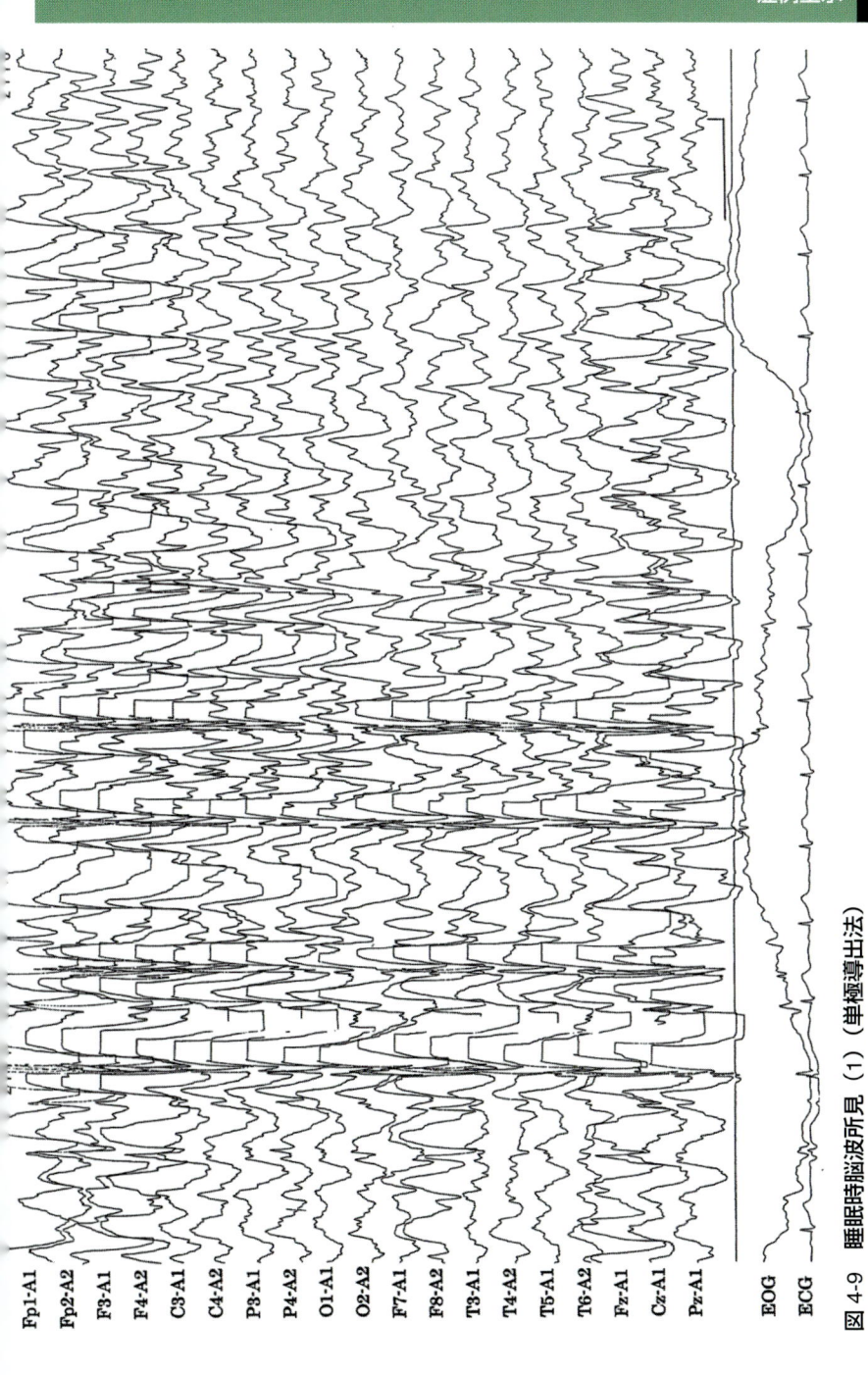

図 4-9 睡眠時脳波所見（1）（単極導出法）
基礎波：睡眠ステージ不明．▲境界
突発性異常波：不規則な一見全般性棘徐波複合（Fp1, Fp2）に高振幅棘徐波複合をほぼ連続性に認める．**異常**

II. 臨床編

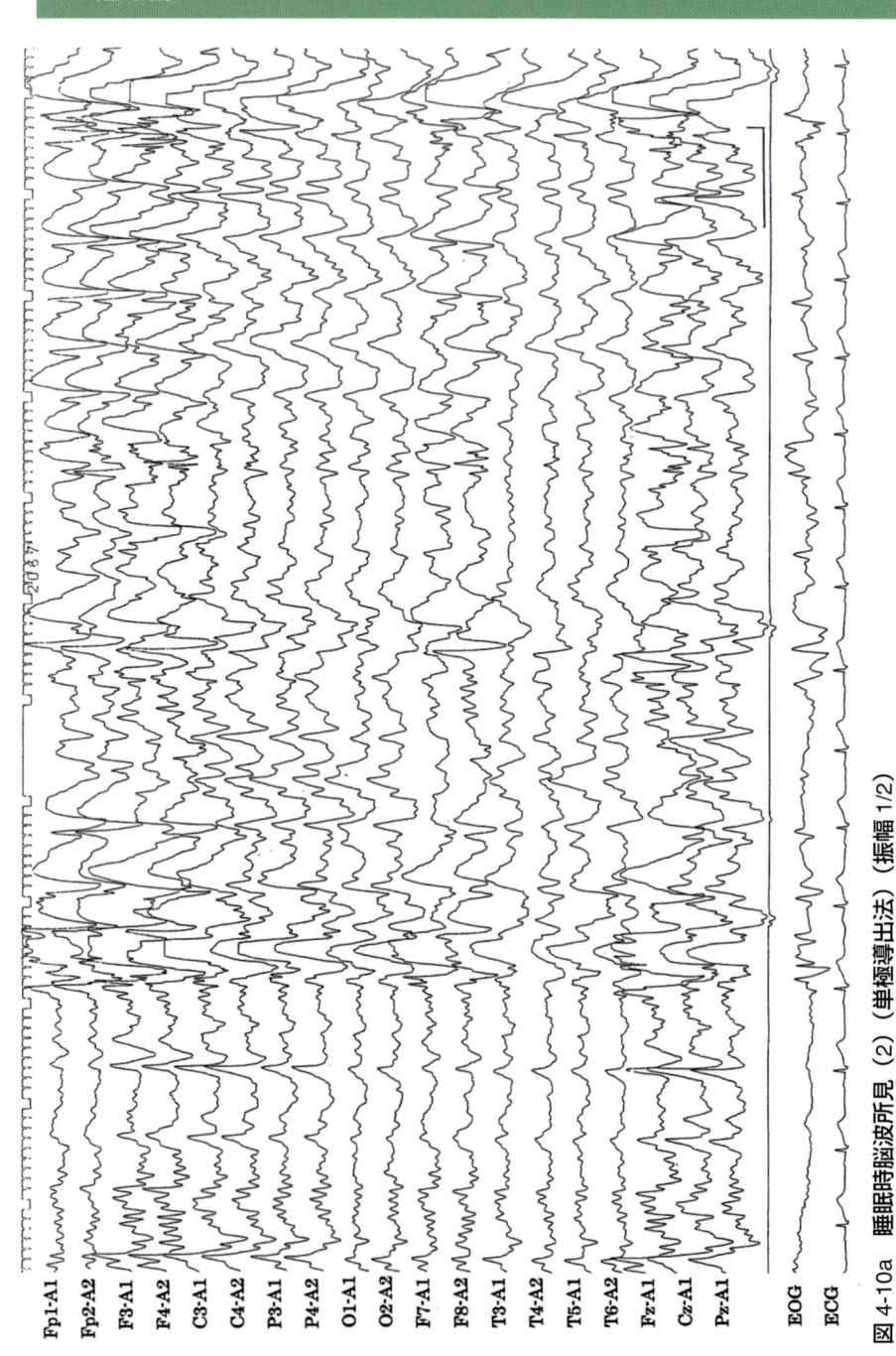

図 4-10a 睡眠時脳波所見 (2)（単極導出法）（振幅 1/2） 睡眠ステージ 2 正常

基礎波：頭蓋頂鋭波と 13Hz の睡眠紡錘波を認める

突発性異常波：(1) で全般性に見えた棘徐波複合は振幅を 1/2 にすると前頭極部から前頭部主体であることがわかる。前頭極部に

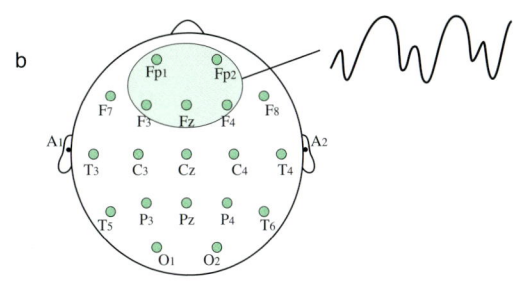

図 4-10b　局在模式図

▷ **その他の所見**
　一般身体所見異常なし。神経学的異常所見なし。

▷ **睡眠時脳波所見（1）**（図 4-9　通常の振幅）
　突発性異常波：不規則な一見全般性棘徐波複合と左右前頭極部（Fp1, Fp2）に高振幅棘徐波複合をほぼ連続性に認める。

▷ **睡眠時脳波所見（2）**（図 4-10a　振幅 1/2）
　基礎波：頭蓋頂鋭波と 13Hz の睡眠紡錘波を認める。睡眠ステージ 2
　突発性異常波：（1）で全般性に見えた棘徐波複合は前頭極部から前頭部主体であることがわかる。前頭極部にはほぼ連続性に高振幅棘徐波複合を認める（図 4-10b）。

▷ **診　断**：前頭葉てんかん（前頭極発作）

▷ **その後の経過**
　基本的には部分発作であるが，脳波でも広範囲に棘波を認めることと発作でいきなり転倒することから，二次性全般化する速度が非常に速いと考えた。バルプロ酸を選択したところ，400mg（20mg/kg）で血中濃度は良好，発作は月単位に減った。しかし，2 カ月ほどで発作が週単位に増加してきたため，クロナゼパム 1mg を分 2 で処方した。以後まったく発作はみられず，5 年間経過したところで薬剤の減量を開始し，3 年後に治療は終了した。

II. 臨床編

■ 前頭葉てんかん

　前頭葉にてんかん原性域をもつてんかんの総称である．一般的な前頭葉てんかんの特徴には，(1) 発作が頻発する，(2) 発作の持続時間が短い，(3) 発作起始と停止が明確で意識もすぐ戻る，(4) 多様な自動症を呈しやすい，(5) 二次性全般化発作に移行しやすい，(6) 転倒しやすい，(7) てんかん重積を起しやすい，などがある．前頭葉は非常に大きいところなので，発作起始領域ごとに症状も異なる．1989 年のてんかん症候群分類では 7 つの発作型に分けられていた（補足運動野，帯状回，前頭極，眼窩前頭，背外側，弁蓋，運動皮質発作）．典型的な症状を示す場合もある一方で，急速に広がる場合も多く，目撃情報から正確に分類するのは困難なことも多い．
　発作症状と脳波所見により分類する．原因は症候性のこともあるので，難治性の場合は必ず画像検査を行う．部分発作に対する治療として，カルバマゼピン，ゾニサミド，クロナゼパム，クロバザム，フェニトイン，フェノバルビタールなどを使用する．近年ガバペンチン，トピラマート，ラモトリギン，レベチラセタムなど使用可能な薬剤が増えたものの，難治例も多い．難治例では外科的治療を必ず考慮する．

■ 症例 8（6 歳女児）

　主訴：嘔吐してから眼球偏視し上肢屈曲伸展する強直発作
　現病歴：精神運動発達順調であった。深夜 1 時頃，睡眠から覚醒して「気持ち悪い」と言って嘔吐した。その直後から眼球左方偏視し両上肢を屈曲下肢伸展する強直発作が 10 分間以上続いたため，救急病院を受診した。受診時には発作は治まっており，1 時間ほど点滴を受けて帰宅した。翌日当科受診した。

　発作型：要素的感覚症状を伴う焦点性運動発作

▷ その他の所見
　一般身体所見異常なし。神経学的異常所見なし。

▷ 安静覚醒時脳波所見（図 4-11a）
　基礎波：8〜9Hz で振幅は 30〜60μV 程度の不規則な α 波を後頭部優位に呈する。
　突発性異常波：両側後頭部（O1，O2）に高振幅棘徐波複合を散発性に左右独立して呈する。これとは別に両側中心部（C3，C4）に小さな棘波を散発性に呈する（図 4-11b）。

症例呈示 4

a

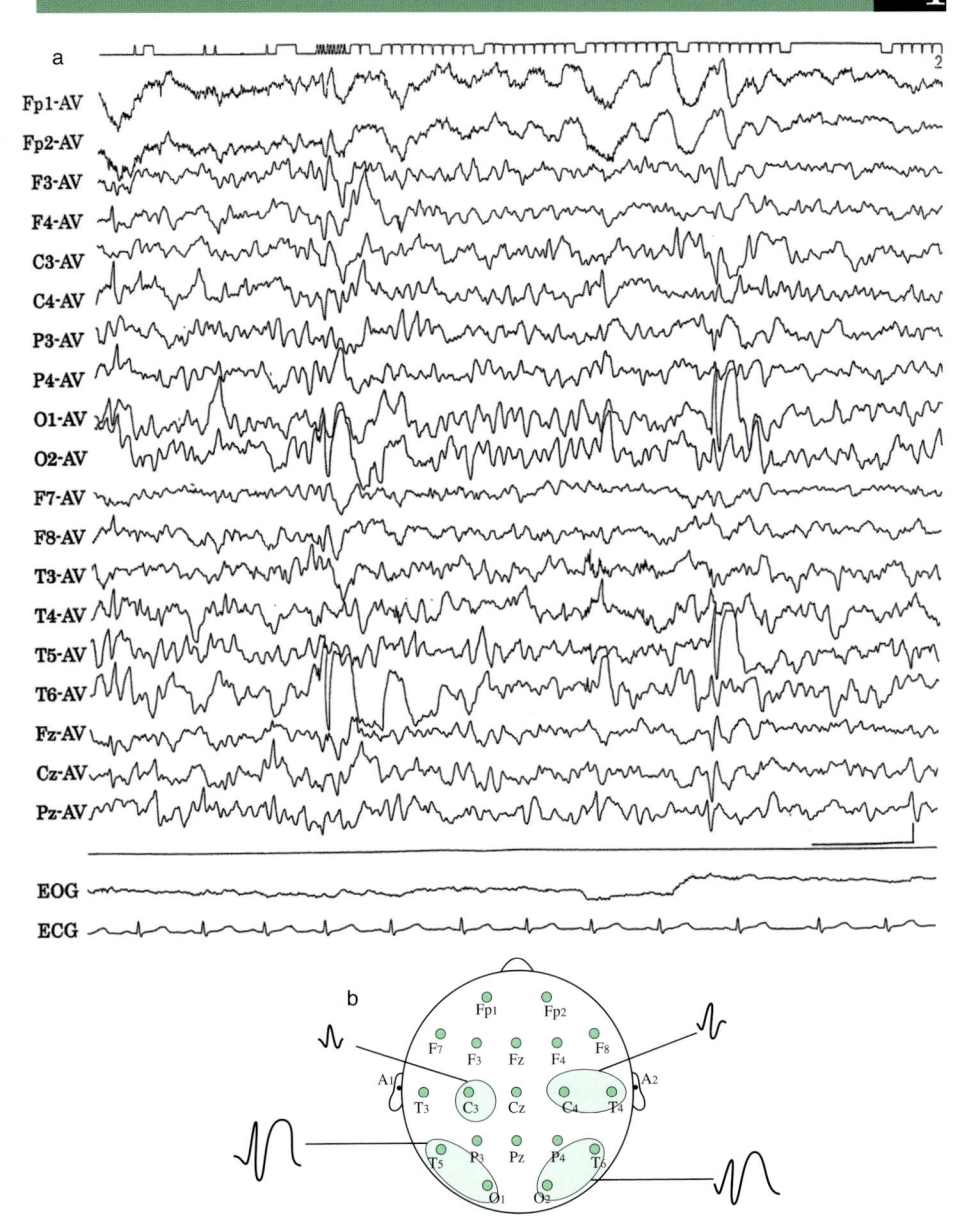

図 4-11 覚醒時脳波所見（アベレージ）(a)
基礎波：周波数 8〜9Hz で振幅 30〜60μV 程度の不規則な α 波を後頭部優位に認める．**正常**
突発性異常波：両側後頭部に高振幅棘徐波複合を散発性に左右独立して認める．これとは別に両側中心部に小さな孤立性棘波を散発性に認める．**異常**
b：局在模式図

▷光刺激時脳波所見（図 4-12）

　6〜10Hz の刺激で，両側後頭部に棘徐波複合を連続性に見る。左右同期はしていない。

▷診　断：後頭部に突発波（棘徐波）をもつ小児てんかん
　　　　　（Panayiotopoulos 型）

▷その後の経過

　良性小児てんかんである可能性の高いことを説明し，治療するかどうか家族で検討するよう委ねていた．1カ月後に同様の嘔吐＋強直発作が再度出現した。そこで，カルバマゼピン 5mg/kg で治療開始し，1カ月後に 10mg/kg に増量した。しかしまだ発作がみられたため，15mg/kg（血中濃度 8μg/mL）まで増量したところ発作は消失し，以後 5 年間治療を継続した。脳波所見は毎年棘波焦点が移動した．5 年後には後頭部の棘徐波は消失し，前頭部に棘波が局在していた。脳波異常はあったが，カルバマゼピンを 2 年間かけて減量中止した。その後再発はない。

■後頭部に突発波をもつ小児てんかん

　このタイプのてんかんには，Gastaut 型（G 型）と Panayiotopoulos 型（P 型）の 2 種類がある．G 型は幻視をはじめとする昼間にみられる視覚症状を主症状とする．P 型では視覚症状はほとんどなく，嘔吐・蒼白・発汗などの自律神経症状が主症状で眼球偏位，けいれん，意識障害を伴いやすい．発作時間は 3 分以上と長めのことが多い．P 型（平均発症年齢 5 歳）は G 型（同 8 歳）よりやや低年齢で発症しやすいので早発型と呼ばれ，G 型は後発型と呼ばれる．

　いずれも特発性てんかんで，大脳に器質的病変は見出せない．脳波は後頭部に高振幅の棘波を見る．P 型では後頭部以外にも棘波を認め，経過とともに棘波の出現部位が移動することが多い．発作回数が少ないことも特徴であるといわれる．

症例呈示 4

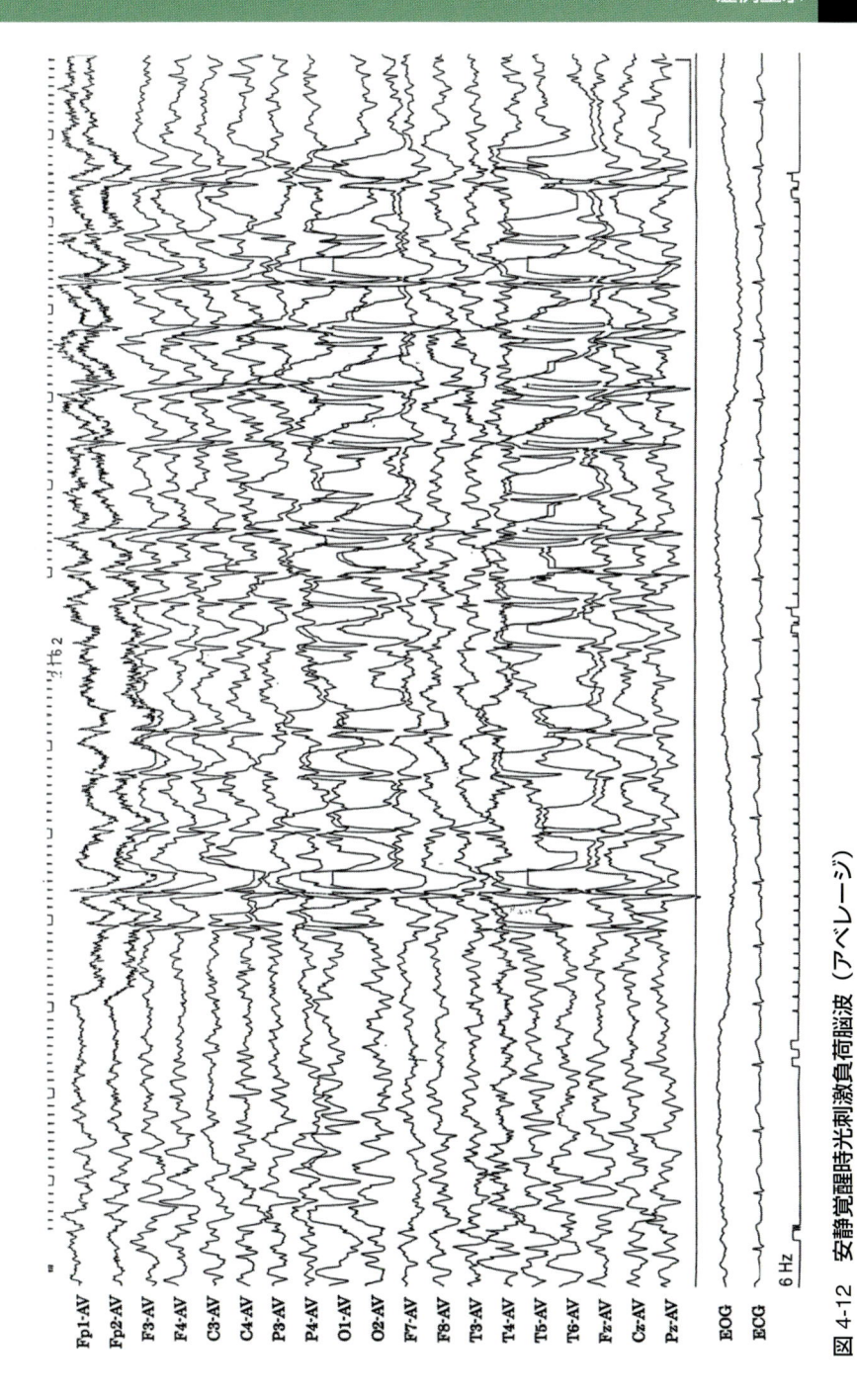

図 4-12 安静覚醒時光刺激負荷脳波（アベレージ）
突発性異常波：6Hzの光刺激で，両側後頭部に棘徐波複合を連続性に認める．この棘徐波は左右同期している．異常

II. 臨床編

■ 症例9（10歳男児）

主訴：全身の強直間代発作と両上肢のピクツキ

現病歴：精神運動発達歴に異常なし。朝起きてしばらくしてソファーに腰掛けていたら，全身をガクガクさせる発作（①）が起きた。口唇チアノーゼを認めた．30秒間ほど続き，自然に停止した。その後2時間程度睡眠をとり，まったくいつもと同じく元気であった．1週間後夕方ソファーに座ってテレビを見ていた時にまったく同じ発作があり，当科受診した。よく訊くと，最近両上肢がすばやくピクンと動く（②）ことを本人は自覚していた。本人は「ドキン」があったと訴えていた。

発作型：全般性強直間代発作（①），ミオクロニー発作（意識は保たれる）（②）

▷ その他の所見

一般身体所見異常なし。知的発達正常。神経学的異常なし。

▷ 覚醒時脳波所見（図4-13）

基礎波：後頭部優位に不規則な9Hzのα波を見る。

突発性異常波：全般性に多棘徐波複合を認める。およそ3Hzで振幅は200μV以上。波形は非常に不規則で持続は数秒間。この時上肢に大きなミオクローヌスを2回認めた。

脳波所見は全般性多棘徐波複合で，多棘波の出現がミオクローヌスと一致していた。

▷ 診　断：若年ミオクロニーてんかん

▷ その後の経過

上記と診断して，バルプロ酸を開始した。血中濃度90μg/mL程度で全般性強直発作はコントロールされたが，ミオクロニー発作は継続した。そこでクロナゼパムを0.3mg追加したところ，ミオクロニー発作も消失した。脳波所見も改善し，3年後よりバルプロ酸から減量を開始し，2年間かけて中止した。クロナゼパムも1年間で減量中止した。その後再発はみられていない。

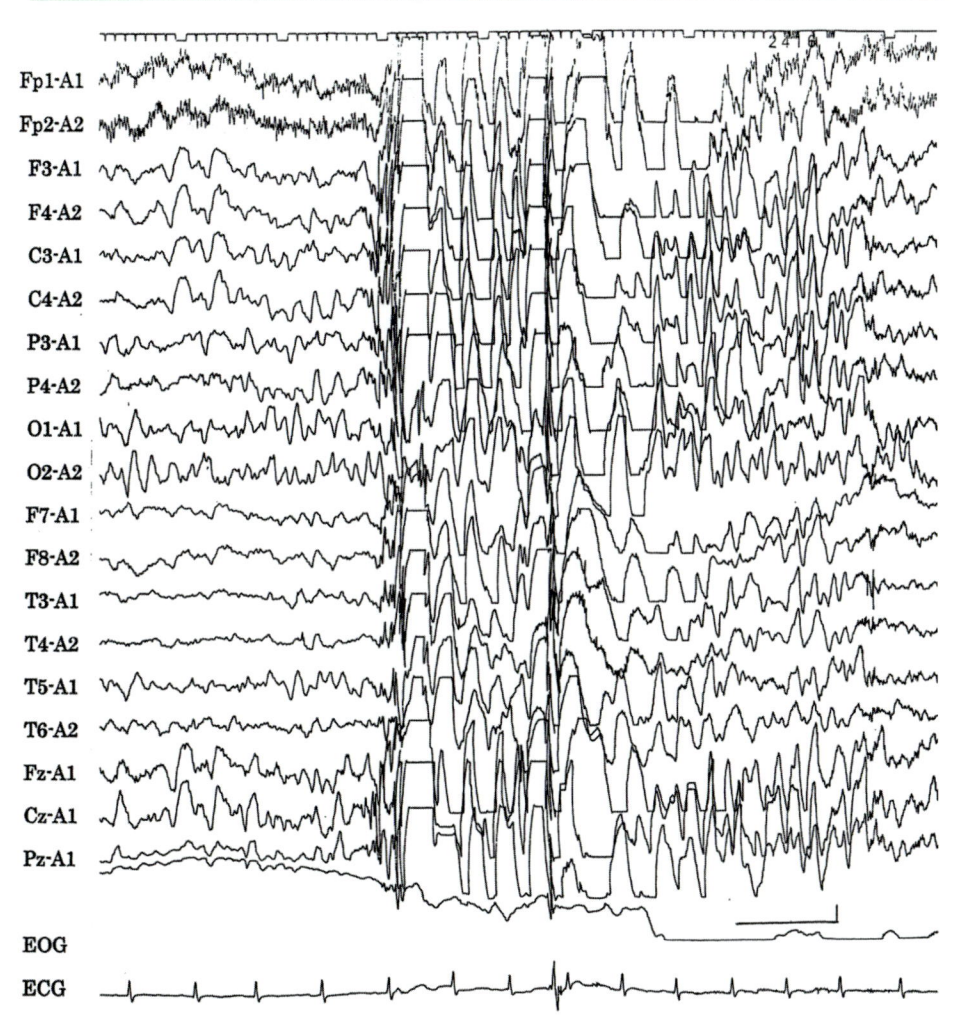

図 4-13 覚醒時脳波（単極導出法）
基礎波：後頭部優位に周波数 9Hz の不規則な α 波を認める．**正常**
突発性異常波：全般性に多棘徐波複合を認める．およそ 3Hz で振幅は 200μV 以上．波形は不規則で持続は数秒間．**異常**

II. 臨床編

> ■ 若年ミオクロニーてんかん
>
> 思春期前後に発症する特発性全般てんかんで，ミオクロニー発作を特徴とし，ほとんどの症例で全般性強直間代発作も合併する．発作時脳波，発作間歇時脳波ともに，不規則な全般性棘徐波複合や全般性 3～5Hz 棘徐波複合である．バルプロ酸が著効する．薬剤中止後の再発率が高率である．知的退行はきたさないといわれる．

■ 症例 10（8 カ月男児）

主訴：四肢をわずかに屈曲させる動きを繰り返す

現病歴：在胎 32 週で児心音低下のため帝王切開で出生。最重度仮死あり（Apgar 5 分 1 点）。直ちに人工呼吸管理がなされた。呼吸窮迫症候群，低血糖，高ビリルビン血症などの治療を受け，2 週間で抜管された。生後 3 カ月で経口哺乳可能となり，生後 5 カ月（修正 3 カ月）で退院し，翌月今後のフォローアップのため当科紹介された。

診察所見（5 カ月時）：非常に小柄（身長 44cm，体重 2.3kg，頭囲 35cm，胸囲 31cm）。追視・固視なし。下肢伸展尖足。自発運動少ない。深部腱反射亢進。

経過：8 カ月になった頃から，四肢をわずかに屈曲する速い動きを数秒おきに繰り返すようになった。これは 3～5 分間くらい続いた．1 日 2～3 回みられるようになったため，脳波検査を施行した。

発作型：シリーズ形成性を示す短時間の強直発作（epileptic spasms あるいは tonic spasms）

▷ **睡眠時脳波所見**（図 4-14）

基礎波：睡眠紡錘波は認めない。左右非対称で同期性のない高振幅徐波をあちこちの導出から認める。

突発性異常波：多焦点性に棘波や多棘波を頻回に呈する。

これらを総合すると，ヒプスアリスミア（hypsarrhythmia）である。

▷ **診　断**：West 症候群，脳性麻痺

頭部 MRI では，多嚢胞性脳軟化症の所見を呈していた。出生時の低酸素性虚血性脳症後遺症としての脳性麻痺と考えた。

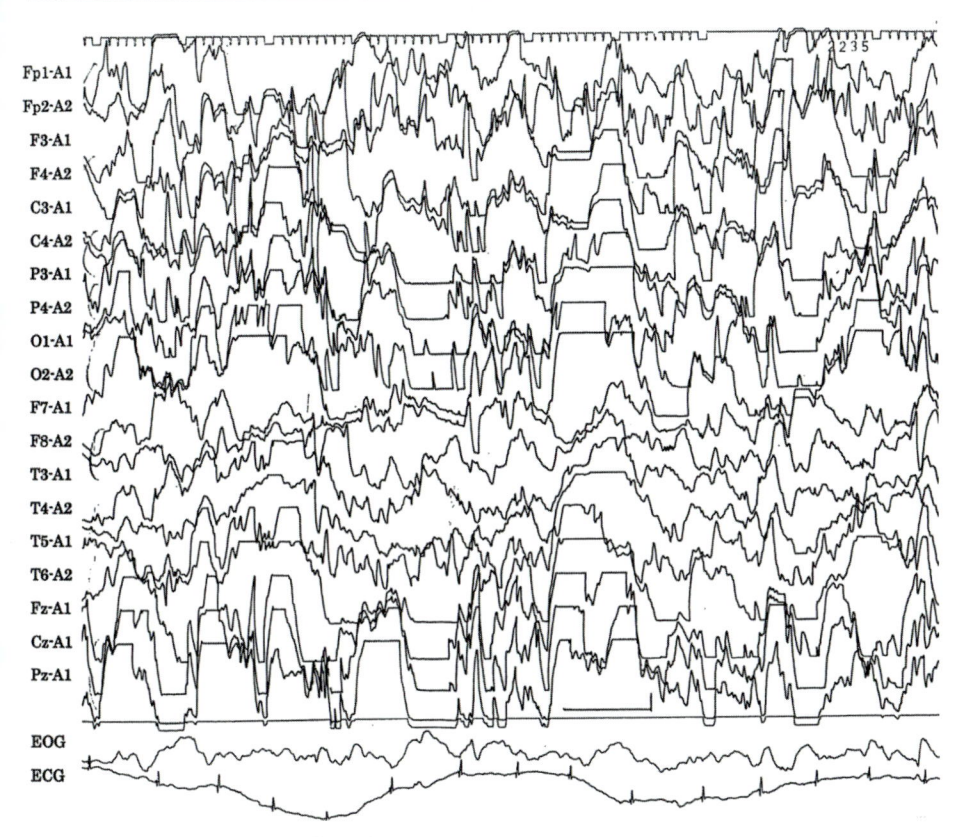

図 4-14　睡眠時脳波（単極導出法）
基礎波：睡眠紡錘波は認められず．左右非対称で同期性のない高振幅徐波をあちこちの導出からバラバラに認める．**異常**
突発性異常波：多焦点性に棘波や多棘波を頻回に認める．同期性は不良である．これらを総合すると，ヒプスアリスミア（hypsarrhythmia）である．**異常**

▷その後の経過

　バルプロ酸内服でシリーズの回数は減少した。ACTH療法はご家族が希望しなかったので施行しなかった．7歳の現在も，短時間の強直発作が単発ないしはシリーズを作って毎日数回認められる。最重度精神運動発達遅滞を呈し，常時臥床で視覚認識がない。経口摂食はペースト食を続けている。

II. 臨床編

■West 症候群

本症の3徴として，短い点頭発作（epileptic spasms）がシリーズを形成することと，脳波で hypsarrhythmia を認めること，精神運動発達が停止ないし退行することである．

4～9カ月の乳児期に発症しやすい年齢依存性てんかん性脳症．器質的原因がある時は症候性，ない時は潜因性とする．症候性が約7割．バルプロ酸，エクセグラン，ビタミン B_6，ベンゾジアゼピン系製剤などが初期治療として用いられる．無効の時は ACTH 療法を行う．内服薬よりも ACTH 療法を先行させる考えもある．難治例では，ガンマグロブリン，ケトン食なども行われることがある．ときには外科的治療の対象になることもある．

■ 症例 11（2 カ月男児）

主訴：頸部前屈＋四肢屈曲を短時間で繰り返す

現病歴：胎生期・周生期異常なし。生後1カ月頃より入眠時に泣いて両目を開けて，頸部前屈し四肢を軽く屈曲する動きを約15秒おきに繰り返すようになった。数分続いて入眠した。初めは眠くて不機嫌になっているのかと家族は思っていた。しばらくすると覚醒中にも同様の繰り返す発作をみるようになり，1日10回以上の発作群発がみられるようになったため，近医受診した。脳波異常があるため紹介受診した。

発作型：シリーズ形成する短時間の強直発作（epileptic spasms あるいは tonic spasm）

▷その他の所見

一般身体所見異常なし。神経学的異常なし。小頭なし。

▷睡眠時脳波所見（図 4-15）

基礎波：全体が平低になるところと高振幅徐波の出現を数秒間おきに繰り返している。

突発性異常波：全般性に棘波を伴う高振幅不規則 θ 波が2～3秒間群発し，全体が平低になり，また群発を繰り返している。いわゆるサプレッション・バースト（suppression-burst）のパターン。

症例呈示 4

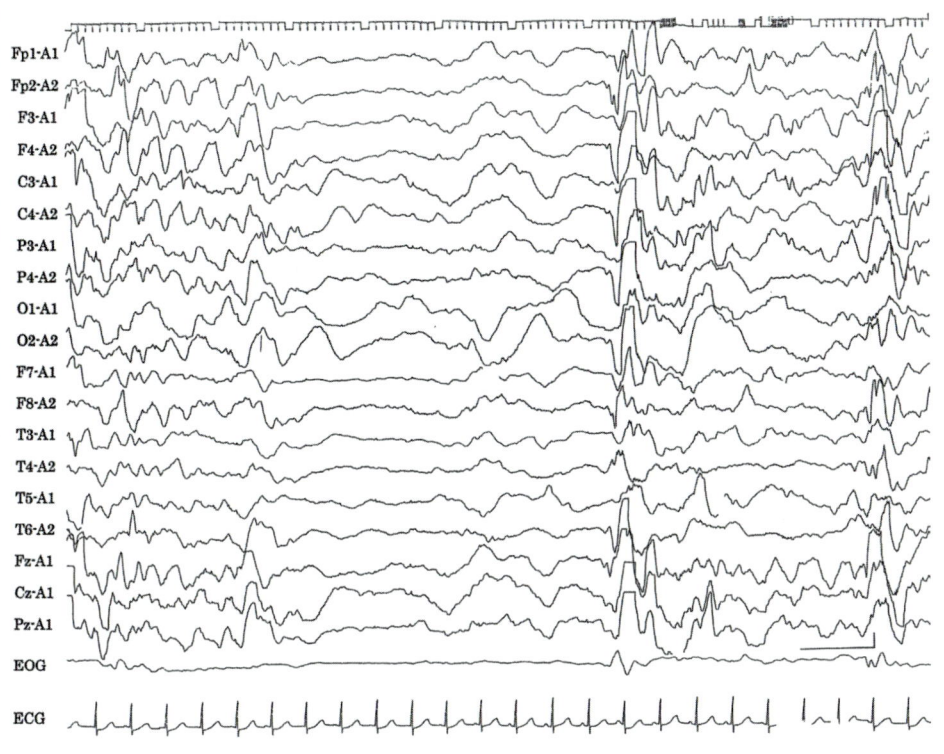

図 4-15　睡眠時脳波（単極導出法）
基礎波：全体が平低になるところと高振幅徐波の出現を数秒間おきに繰り返している．**異常**
突発性異常波：全般性に棘波を伴う高振幅不規則 θ 波が 2～3 秒間群発し，全体が平低になり，また群発を繰り返している．いわゆるサプレッション・バースト（suppression-burst）のパターン．**異常**

▷**診　断**：大田原症候群（サプレッション・バーストを伴う早期乳児てんかん性脳症［early infantile epileptic encephalopathy with suppression-burst：EIEE］）

▷**その後の経過**

　各種先天代謝異常検査や脳 MRI では異常はなかった．発作に対してバルプロ酸，クロナゼパムを使用するも改善しなかった．嚥下障害のため経口哺乳ができなくなり経管栄養を開始した．1 カ月後には脳波は hypsarrhythmia に移行し，West 症候群として治療を継続した．ニトラゼパム，ビタミン B_6，ゾニサミドなどを使用し，発作は完全にコントロール

111

され，生後7カ月で退院した。その後発作は抑制されていたが，3歳時点で精神運動発達遅滞は最重度，頸定なく追視や固視も獲得していなかった。

> ■ 大田原症候群
>
> ほとんどで生後1カ月以内に発症する年齢依存性てんかん性脳症．短い強直発作がシリーズを形成することが多い．部分発作が先行することもある．大多数で症候性である．脳形成異常が最も多い原因である．最近，原因遺伝子として複数の遺伝子異常が同定されている．薬物療法は，種々抗けいれん薬やACTH療法などが使用されているが効果は十分でない．片側巨脳症や部分皮質形成異常が基礎疾患としてある場合には外科的療法が第1選択である．薬物療法例では予後はきわめて不良で，最重度知的障害と運動障害を併せもつことが大部分である．片側巨脳症や部分皮質形成異常によるEIEE例では外科的治療による歩行可能例もあり，発作に対しても精神運動発達に対しても予後改善効果が期待できることが多い．

■ 症例12（6歳男児）

主訴：多彩な発作

現病歴：生後9カ月で右半身を突っ張る発作（①）が出現した。近くの大学病院で，皮膚の白斑と頭部CTで側脳室壁に石灰化を認めたことから，結節性硬化症と診断された。発作は，シリーズ形成性の両側対称性の短時間四肢を屈曲する発作（②）に変わり，連日数回認めた。同院入院しACTH療法を受けた。3カ月間の発作消失後，同様の四肢を屈曲させる発作が再発した。バルプロ酸，クロナゼパムを内服して，発作は1日1～2回程度に治まっていた。1歳6カ月で歩行開始した。軽度知的障害を伴い，3歳で二語文が出るようになった。単発の上肢を伸展させる発作（③）を時々みる程度になっていた。

5歳頃から発作に変化がみられ，ぼーっとなって反応が乏しくなるもの（④），身体を伸ばしたまま転倒してしまう発作（⑤）がみられるようになったため，紹介受診した。

発作型：焦点性運動発作（右半身強直発作）（①），tonic spasm（②），短時間の強直発作あるいはミオクロニー発作（③），（非定型）欠神発作（④），焦点性運動発作（転倒を伴う軸性強直発作）（⑤）

▷**覚醒時脳波所見**（①の発作時脳波）（図 4-16）
　基礎波：明らかな α 波を認めない．
　突発性異常波：全般性高振幅不規則多棘波から多棘徐波になり，1.5Hz 全般性棘徐波複合に移る．

▷**睡眠時脳波所見**（図 4-17）
　全般性高振幅多棘波バースト（群発）を認める．この群発の後はやや全般性に抑制される．

▷**診　断**：結節性硬化症を基礎疾患とする Lennox-Gastaut 症候群

▷**その後の経過**
　ゾニサミド，フェニトインを加えて発作頻度はやや軽減した．1 年後，歯肉腫脹が出現したためフェニトインは中止した．その後も③，④は残るが，⑤は消失している．

■**Lennox-Gastaut 症候群**

　主に幼児期に発症するてんかん性脳症．症候性が多いが，原因不明も 30〜40％を占める．West 症候群から変容することもよくある．
　体幹の強直発作が多い．非定型欠神，失立，ミオクロニー発作などを含め複数の発作をもつことが特徴である．知的障害は必発である．脳波所見は，1〜2.5Hz の全般性棘徐波複合を発作間歇時に呈する．また睡眠中には律動性棘波や高振幅群発（rapid rhythm）と呼ばれる連続した棘波を認めることがある．
　薬物治療は，バルプロ酸，クロナゼパム，クロバザム，ゾニサミド，ラモトリジン，レベチラセタム，エトサクシミド，アセタゾラミドなどが用いられるが，コントロールは非常に難しい．転倒を伴う強直発作や失立発作に対しては，脳梁離断術が有効である．

■ **症例 13**（1 歳 0 カ月女児）
　主訴：発熱，10 秒間程度の全身の強直発作を繰り返す
　現病歴：周生歴に異常なし．11 カ月で独歩可．8 カ月と 10 カ月で熱性けいれん．
　入院当日の朝方，短時間の全般性強直発作あり．何回かみられた．午後になって 38℃台の発熱あり，同じ発作を短時間で繰り返すため，夕方

II. 臨床編

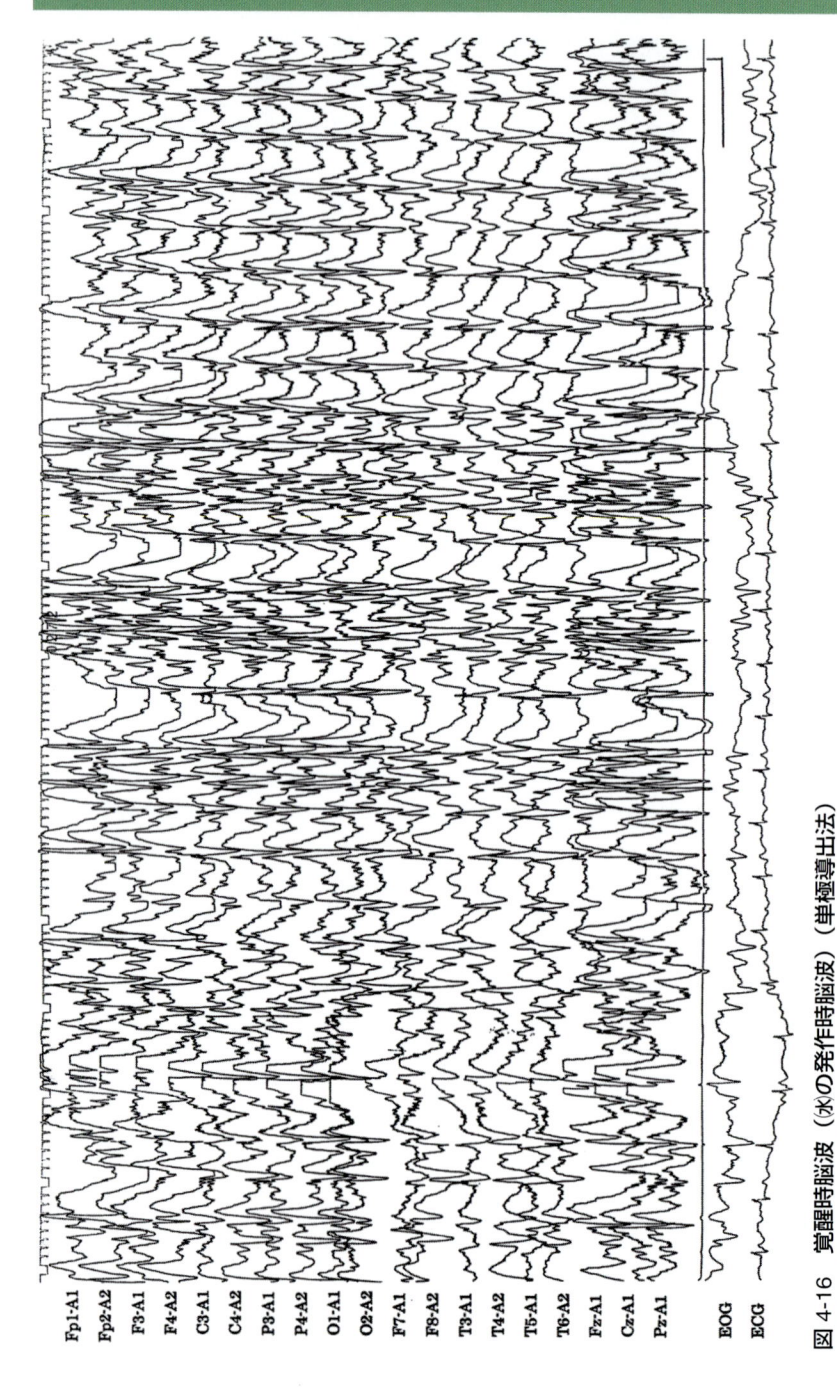

図 4-16 覚醒時脳波（水の発作時脳波）（単極導出法）
基礎波：明らかな α 波を認めない。**異常**
突発性異常波：全般性高振幅不規則多棘波から多棘徐波複合になり、1.5Hz 全般性棘徐波複合に移る。**異常**

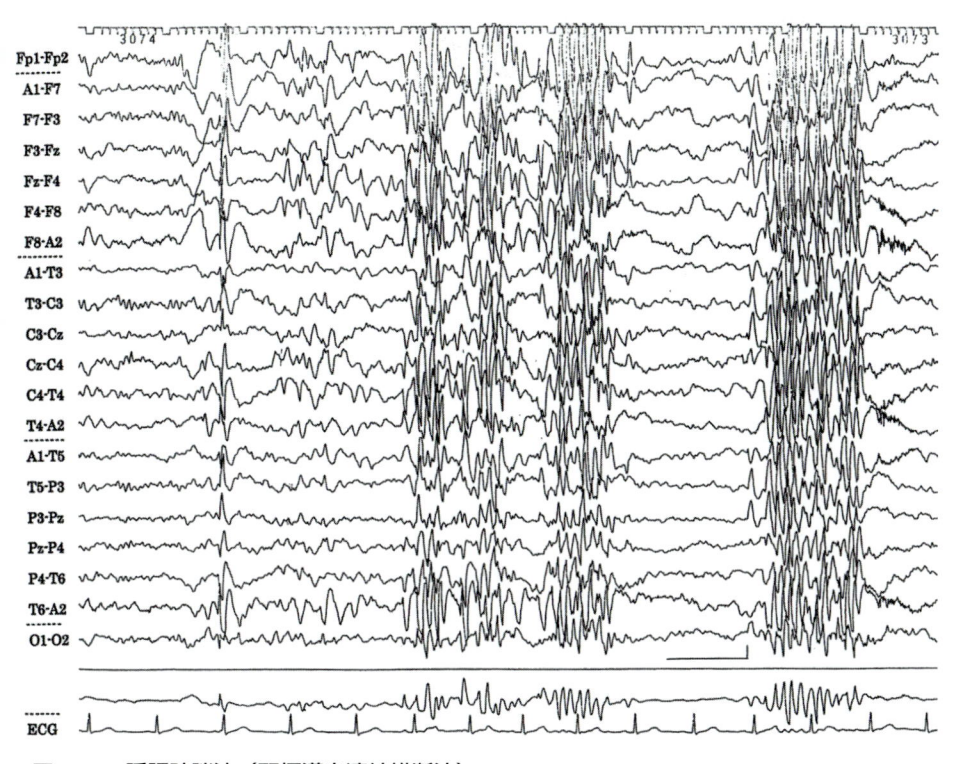

図 4-17　睡眠時脳波（双極導出連結横断法）
基礎波：β波やθ波を少量認める．全体に平低になるところもある．**異常**
突発性異常波：全般性高振幅多棘波バースト（群発）を認める．この群発の後はやや全般性に抑制される．**異常**

　　外来受診し入院した．この時点では発作間歇期は意識清明であった．発熱に誘発された発作群発に対しミダゾラム静注で観察していた．深夜になって，再び全身の強直発作を繰り返し，間歇期も反応が乏しくなった．覚醒刺激で覚醒せず．四肢筋緊張はやや低下していた．すぐにベッドサイドで脳波をとった．

　発作型：全般性強直発作

▷**意識障害時脳波所見**（図4-18）
　基礎波：全般性1～1.5Hzの高振幅徐波を連続性に呈する．同期性はやや不良．

II. 臨床編

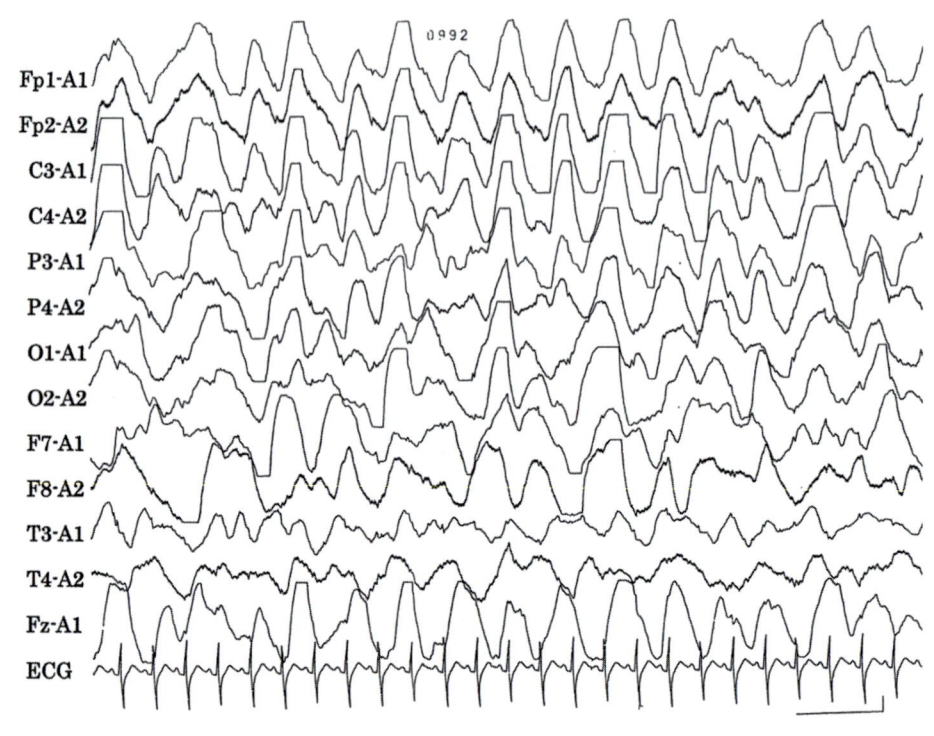

図 4-18　意識障害児脳波（単極導出法）
基礎波：全般性 1～1.5Hz の高振幅徐波を連続性に認める．同期性はやや不良である．**異常突発性異常波**：明らかな突発性異常波は認めない．

　　　突発性異常波：明らかな突発性異常波は認めない．

▷**診　断**：急性脳炎あるいは急性脳症

▷**その後の経過**

　脳波所見より急性脳症あるいは急性脳炎を疑い，髄液検査を施行した．細胞数は 2/3 と正常であり髄液圧も正常範囲であった．脳波施行後ミダゾラム（ドルミカム）0.3mg/kg/時で持続静注を開始した．それでも全般性強直発作が起きたため，ミダゾラムを 0.5mg/kg/時まで増量して以後発作は消失した．頭部 CT スキャンではごく軽度の脳浮腫を認めた．急性脳症の可能性を考えて，ステロイドパルス療法（ソルメドロール 30mg/kg/日，3 日間）を行った．また，アシクロビル（ゾビラックス），マンニトールも使用した．

その後の経過は良好で，翌日には意識清明となり，発作も消失した。徐々にミダゾラムは減量・中止した。まったく後遺症なく退院した。

髄液・血清検査よりインフルエンザと単純ヘルペスウイルス感染症は否定的だった。PCRで血清よりヒトヘルペスウイルス7型（HHV 7）DNAが検出された。髄液からは検出されなかったが，HHV 7の全身感染に伴う急性脳症と診断した。

■HHV 7感染症に伴う急性脳症

急性脳症とは，ウイルス感染などに伴ってけいれん，意識障害を生じ，髄液細胞数の増加がないために急性脳炎が否定された状態である．インフルエンザやHHV 6，HHV 7は，急性脳症をひき起こす可能性の高いウイルスである．原因となるウイルスが同定されないことも多い．特殊な病型として，Reye症候群，出血性ショック脳症症候群，小児急性壊死性脳症などがある．これらはそれぞれ独立した病態ではなく，移行型と考えられる場合もある．いずれにしても集中治療が必要であり，予後不良例も少なくない．近年は，臨床経過と急性期頭部MRI画像による新しい疾患概念も提唱されている．

HHV 7はHHV 6と同様に突発性発疹の原因ウイルスの一つで，初感染の多くは軽症ですむ．ときに熱性けいれん，小児急性片麻痺などを伴う．本症例のような比較的軽症の急性脳症も稀ではない．

■ 症例14（17歳男児）

主訴：知的退行，嗜眠，視力低下

現病歴：精神運動発達歴はまったく順調であった。進学高校2年生。前年6月には1年生ながら運動部でレギュラーとして活躍していた．9月になると目がよく見えないと訴えがあり，運動が以前のようにうまくできないため部活を休むようになった。集中力が落ち，やる気もないため学業成績が急速に低下した．10月頃から不登校となった。年が明けてから精神科でカウンセリングを受けるようになった。高2の7月，某大学病院精神科に入院したが，原因ははっきりせず，治療効果もなかった。12月になると嗜眠傾向が出現したため，当科紹介受診した。

入院時所見：一般身体所見は異常なし。オリエンテーションがついておらず軽い意識障害を認めた。いくつかの単語発声がみられたが言語理解は著しく低下していた。自力歩行はできなかった。自発運動は非常に乏しかった。深部腱反射は亢進しており，病的反射を認めた。筋緊張は正常範囲であった。日常生活は食事，排泄，更衣すべてで全介助が必要

であった．四肢を跳ね上げ上体を後方へそらすような全身性のミオクローヌスを5～10秒間隔でしばしば認めていた．

発作型：全般性ミオクロニー発作

▷**睡眠時脳波所見**（図4-19）
基礎波：睡眠紡錘波を認める．
突発性異常波：左右同期性に前頭部，中心部，頭頂部に高振幅徐波（約2Hz，150～200μV）を認める．およそ3秒から5秒の間隔をおいて繰り返している．一見K-複合のような高振幅徐波である．

▷**診　断**：亜急性硬化性全脳炎
集中力低下や性格変化などの初発症状から1年3カ月ほどで高度知的退行と運動機能低下をきたした経過と脳波所見から，診断は絞られる．髄液中の麻疹抗体価上昇から確定診断がなされた．現病歴を改めて確認すると9カ月時に麻疹に罹患していた．その時は比較的軽症で治癒したとのことであった．

▷**その後の経過**
ただちにイノシプレックス（イソプリノシン）内服を開始し，オンマイヤ・リザーバーを脳室に入れてインターフェロン療法を併用した．明らかな効果なく4カ月後退院し，紹介病院で治療を継続している．

■**亜急性硬化性全脳炎**（Subacute sclerosing panencephalitis：SSPE）

麻疹罹患後5～10年して，学業成績低下，性格変化，行動異常などを初発症状として発症する麻疹ウイルスによるスローウイルス感染症である．ほとんどの症例は2歳以下で麻疹に罹患している．周期的な全般性ミオクローヌスが現れ，徐々に視力低下，運動機能低下，知的退行が進み，数年以内に外界からの刺激に対して反応しなくなり，常時臥床で経管栄養が必要な状態になる．脳波ではミオクローヌスに一致して全般性高振幅徐波を認めることが多く，診断上重要である．治療にはイノシプレックスやインターフェロンが使用されている．これら薬剤による症状進行抑制効果はある程度認めるが，未だに本症は予後不良である．
初期の性格変化が現れる時期には，SSPEの診断は難しい．

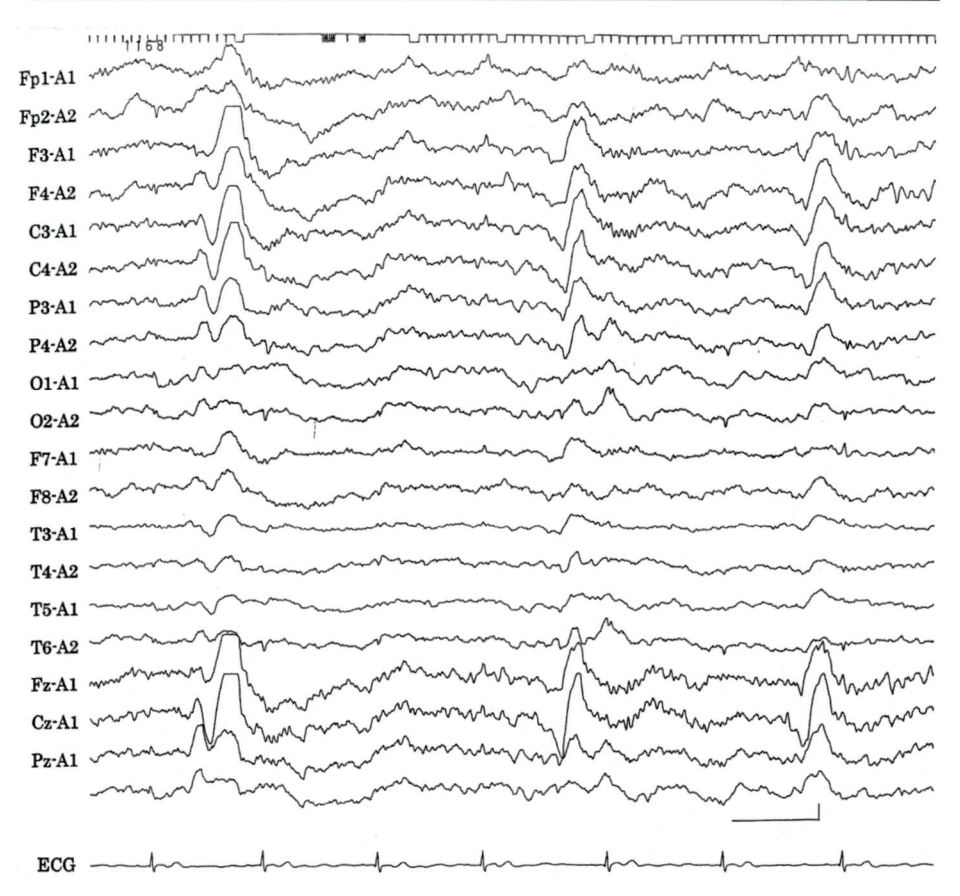

図 4-19　睡眠時脳波（単極導出法）
基礎波：睡眠紡錘波を左右対称性に認める．**正常**
突発性異常波：高振幅徐波（周波数約 2Hz，振幅 150〜200μV）が左右同期性に前頭部，中心部，頭頂部に認められる．およそ 3〜5 秒の間隔をおいて繰り返している．一見 K-複合のような高振幅徐波を繰り返している．**異常**

■ 症例 15（7 歳男児）

主訴：全身の強直間代発作

現病歴：3 歳健診で言語発達の遅れと対人関係および社会性発達の遅れを指摘され，前医で自閉症と診断された．3 歳と 4 歳で熱性けいれんが 1 回ずつあった．6 歳で無熱性けいれんあり．全身の強直間代発作で 2〜3 分間以内に自然に停止した．フェノバルビタールで治療開始されたが，7 歳時にも同様の強直間代発作を認めたため紹介受診した．

II. 臨床編

　　発作型：全般性強直間代発作

▷その他の所見

　一般身体所見異常なし。言語は2語文程度。簡単なやりとりは可能。対人関係の問題や社会性の問題があり，こだわり症状もあり，自閉症として典型的であった。神経学的異常所見なし。

▷睡眠時脳波所見（図4-20a）
　基礎波：睡眠ステージ1。頭蓋頂鋭波を認める。
　突発性異常波：前頭部に限局して（Fz, F3, F4, Fp1, Fp2, F7）に棘徐波複合を単発で呈す（図4-20b）。

▷診　断：自閉症＋症候性焦点性てんかん（二次性全般化）

▷その後の経過
　脳波では棘波の局在性が明らかであったため，全般性ではなく前頭葉てんかんによる部分発作の二次性全般化と判断し，薬剤をフェノバルビタールからカルバマゼピンに変更した。その後3年間ほど発作がなかったため，いったん減量したところ，発作が再発した。その後，カルバマゼピンを再開し5年間けいれん発作はみられていない。

■自閉症のてんかん

　自閉症には，てんかんの合併が非常に多い．自閉症患者の10%以上でてんかん発作を合併するとされている．自閉症患者では前頭部，中心部，側頭部などに局在性のある脳波異常を呈することが多い．自閉症患者の多くでは，本例のように前頭正中部（Fz）に脳波異常が最も目立つことから，この部位に脳機能異常がある可能性が想定されている．この部分は「心の理論」の中枢部とも一致しており，自閉症の本態に深く関連する可能性がある．

　自閉症にてんかんを合併した症例では，カルバマゼピンやバルプロ酸を使用して比較的良好な結果を得ることが多い．しかしながら，難治性の前頭葉てんかんを合併している自閉症患者では，薬物治療が困難な場合も少なくない．

症例呈示 4

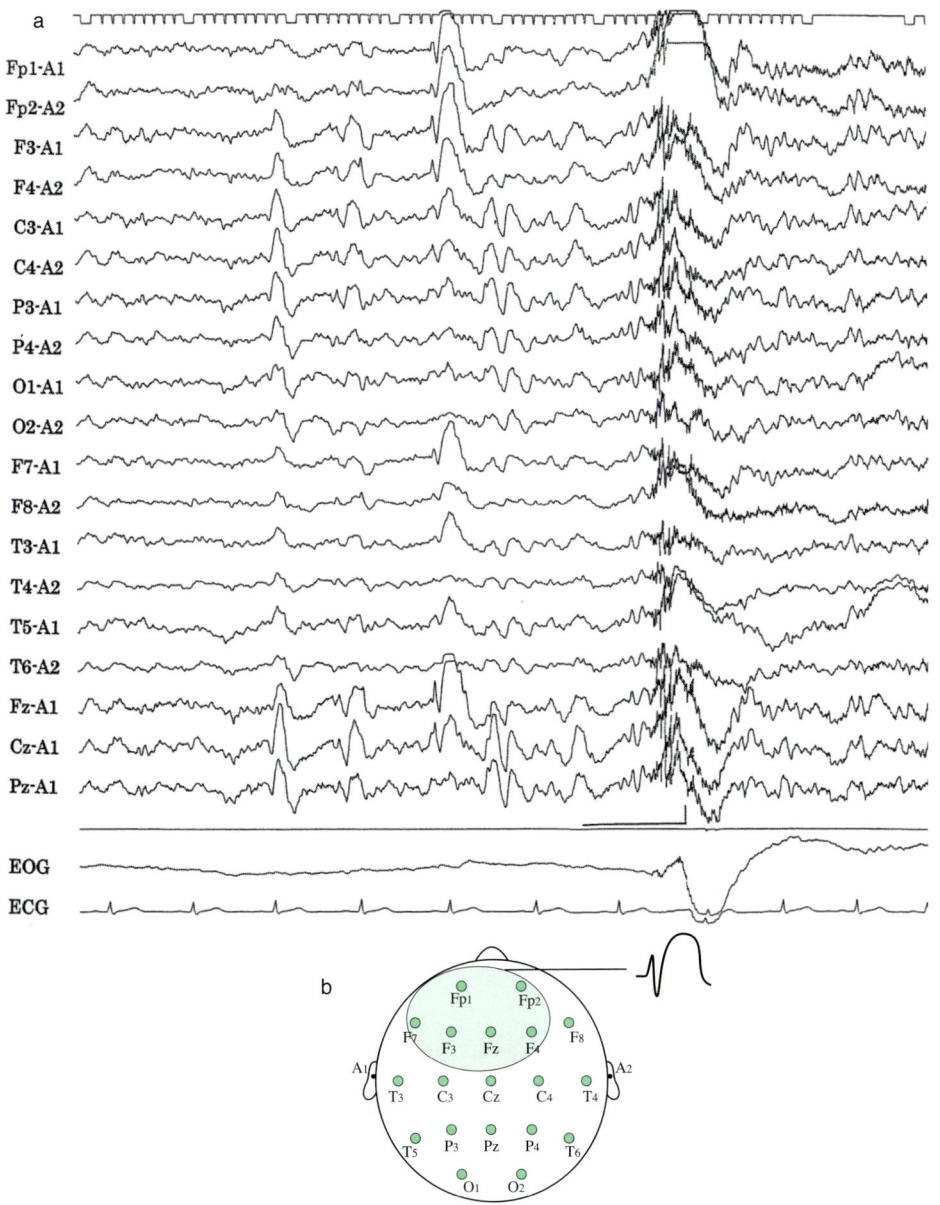

図 4-20 睡眠時脳波（単極導出法）（a）
基礎波：睡眠ステージ 1　頭蓋頂鋭波を認める．**正常**
突発性異常波：前頭部に限局して（Fz，F3，F4，Fp1，Fp2，F7）に棘徐波複合を単発で認める．
異常
b：局在模式図

121

II. 臨床編

B 教訓的症例

☐ **演習症例 1**

症例：10 カ月女児

主訴：追視しない，おもちゃに興味を示さない。

家族歴：特記事項なし

周生期歴：34 週で前期破水のため誘発分娩。仮死なし。体重 2,180g，頭囲 30.5cm。新生児期に特に問題なく生後 3 週で退院。

発達歴：追視 3 カ月，頸定 5 カ月，寝返り 7 カ月。

現病歴：3 カ月で追視を認めた。しかし乳児健診で頸定がないことを指摘された。5 カ月で頸定あり。6 カ月でも，おもちゃへの関心がなかった。9 カ月健診で，周囲への関心が乏しく，追視がはっきりしないこと，運動発達が停滞していることなどを指摘され，当科へ紹介された。

診察所見：体重 9.5kg，頭囲 45cm。身体所見に異常なし。意識は清明で，わずかに追視はある。しかし，あやし笑いや人見知りはなかった。おもちゃや周囲の人に対する興味もなかった。体幹の筋緊張低下を認めた。深部腱反射は亢進・減弱なし。

評価：精神運動発達遅滞。知的発達遅滞がより顕著。追視がはっきりしなくなったことは知的退行の可能性がある。中枢神経系の代謝・変性疾患の可能性をまず考える。

▷ **検　査**：

頭部 MRI：前頭葉軽度萎縮。信号異常なし。明らかな大脳皮質形成異常なし。

睡眠時脳波（図 4-21）：

基礎波：睡眠紡錘波あり。

突発性異常波：多焦点性棘波を伴う広汎性高振幅徐波。徐波の同期性はある程度保たれる。典型的な hypsarrhythmia ではないが，それに準ずると判断した。

病歴を改めて家族に確認すると，生後 6 カ月頃から覚醒中に両上肢を一瞬屈曲させる動きを 10〜20 秒おきに繰り返し，合間に大泣きが 5

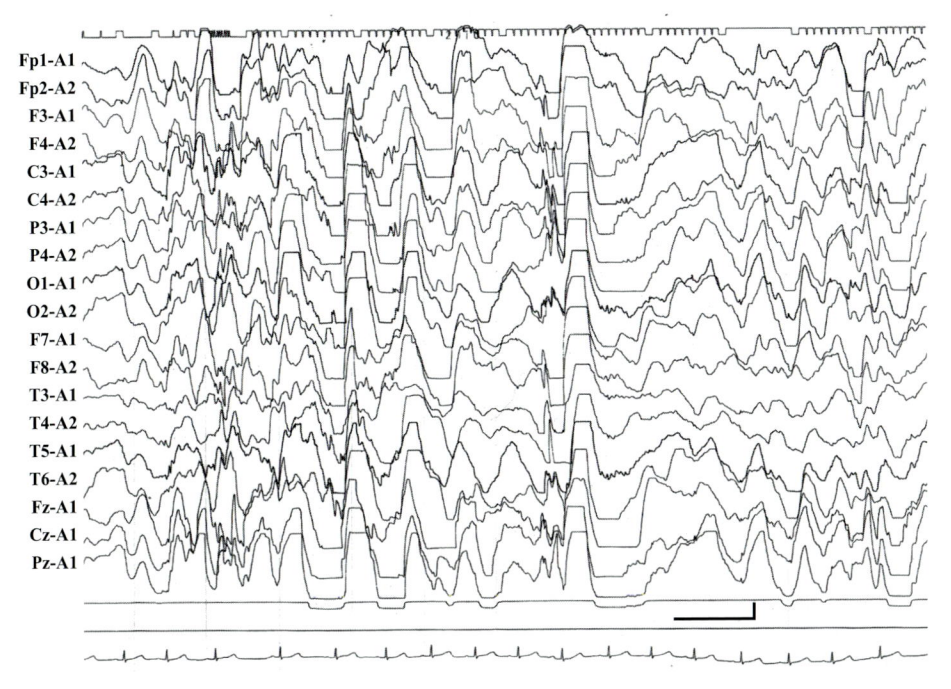

図 4-21a
基礎波：睡眠紡錘波あり．
突発性異常波：多焦点性棘波を伴う広汎性高振幅徐波．徐波の同期性はある程度保たれる．
典型的な hypsarrhythmia ではないが，それに準ずる．

分間くらい続くのが毎日のようにみられていたことが判明した。ここ1カ月は1日2～3回同様の連続した動きがあることがわかった。シリーズを形成する epileptic spasms と判断した。

▷ **診　断**：特徴的な症状（シリーズを形成する epileptic spasms）と精神運動発達遅滞（＋退行）と合わせて，脳波は典型的な hypsarrhythmia ではないものの West 症候群と診断した。

▷ **治　療**：ゾニサミド（ZNS）5mg/kg 内服治療開始。翌日より発作消失した。数日で周囲に対する興味が出てきた。1カ月後には，脳波では小さい棘波が散発する程度に改善した（図4-21b）。ZNS は継続している。

II. 臨床編

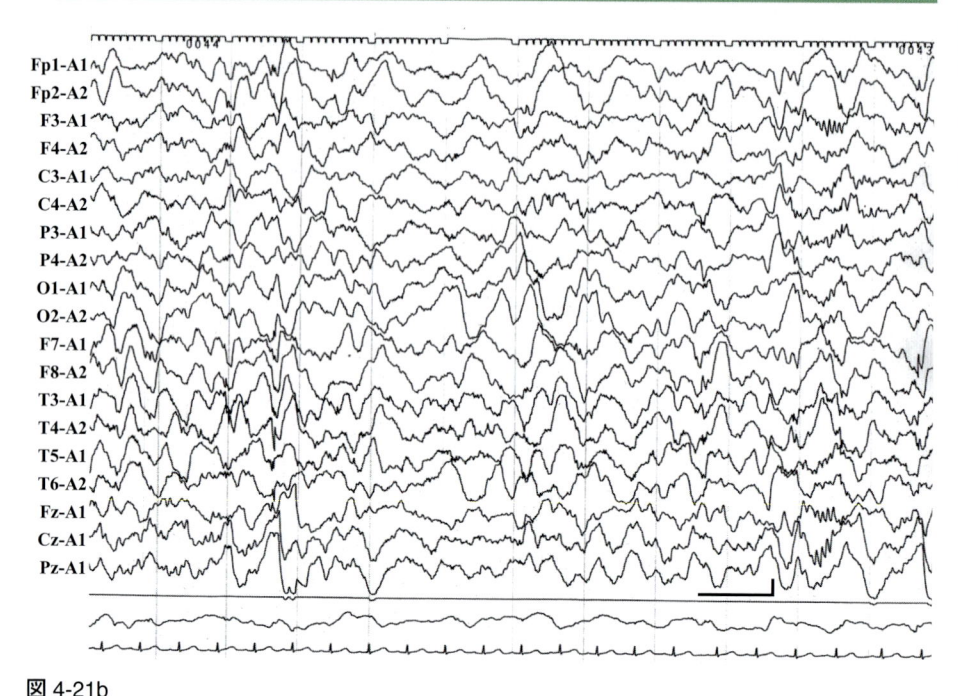

図 4-21b
前頭部（Fp2）や側頭部（F8）に小さい棘波を認める．

▷その後の経過

　1歳9カ月時には，伝い歩き可能。四つ這い移動上手。有意語はまだない。視線はよく合う。パチパチなどの芸あり。人見知りあり。発達年齢は11カ月程度と遅れはあるものの，ゆっくりと進んでいる経過である。
　本例は，脳波異常があったことからけいれん症状を訊き出すことができ，即刻治療に入れた。幸いACTH療法を行うことなく発作は消失し，発達も改善している。
　West症候群の中には，本例のようにACTH療法を行うことなく内服薬で発作が消失する例がある。最近は典型的なWest症候群では，「いきなりACTH療法」（抗てんかん薬を使用しないでACTHを開始する）も推奨されている。当科では「いきなりACTH」ではなく，まず内服薬等（VPA，CZP，ZNSなど。Vit B6は静注）を試している。内服薬だけならば，ACTHの副作用の心配はないし，長期入院も避けられる。効果が乏しい場合には1カ月以内にACTH療法を開始する。

本例の教訓：患者は必ずしも「てんかんです」と訴えて外来受診するわけではない。特にスパスムは,「くせ」とか「赤ちゃん特有の動き」程度にしか思われていない場合がある。医療者側から症状を訊き出すことも必要である。

□ **演習症例 2**

症例：8 カ月男児

主訴：眼球偏位＋動作停止を呈す発作

周生期歴：重度妊娠中毒症のため，在胎 32 週に帝王切開で出生した。軽度仮死（Apgar スコア　1 分　6），体重 752g と不当軽量児。呼吸窮迫症候群（RDS）を認め，新生児けいれん発作と無呼吸発作もあり，生後 18 日まで挿管・人工呼吸管理を受けた。頭部エコーで脳室周囲白質軟化症（periventricular leukomalacia：PVL）も認めた。6 カ月間 NICU に入院し 4.6kg で退院した。

現病歴：生後 7 カ月（修正 5 カ月）で，頭部前屈し四肢を軽く屈曲する動きを 30 回くらい繰り返すシリーズを呈するようになった。点頭てんかんが疑われて当科紹介された。

診察所見：身長 65cm，体重 5.3kg，頭囲 41cm。追視なし，あやし笑いなし。頸定なし。四肢筋緊張亢進。深部腱反射亢進し，病的反射陽性。

▷ **検　査**：

頭部 CT スキャン：側脳室後角が左右対称的に開大。典型的 PVL 所見。

脳波①（図 4-22a）：8 カ月時．左右前頭部（F3, F4）に独立して局在性棘波を頻繁に認めた。

▷ **評　価**：早期産・低出生体重＋仮死・RDS による脳性麻痺児。生後 8 カ月の脳波では hypsarrhythmia は認めなかったので，West 症候群ではなく，epileptic spasms を示す症候性局在関連性てんかんと診断した。

▷ **診　断**：症候性局在関連性てんかん

▷ **治　療**：まずゾニサミド（ZNS）10mg/kg を処方した。1 週間で発作は

II. 臨床編

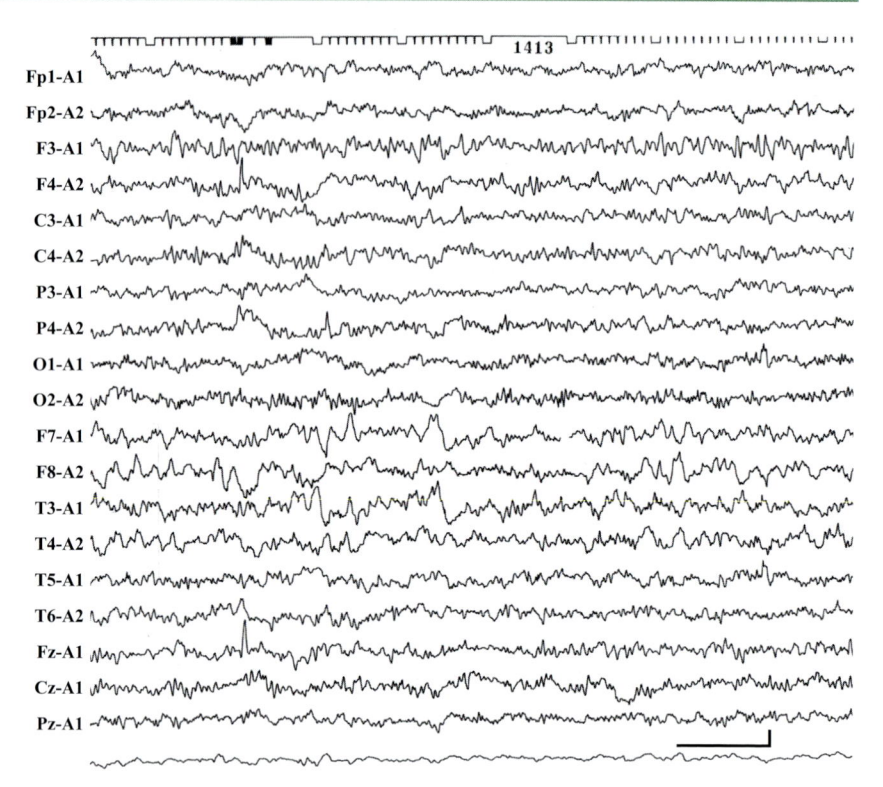

図 4-22a　8 カ月時
左右前頭部（F3, F4）に独立して局在性棘波を頻繁に認める．

　　　　　　　　　　改善しなかったのでクロナゼパム（CZP）0.3mg を追加した。
　　　　　　　　　1 週間後にはこの発作は消失した。ZNS と CZP は継続した。

　1 歳時，精神運動発達の改善はほとんど認めなかった。眼球偏位する発作が出現したので，ZNS と CZP は継続した。

　脳波②（図 4-22b）：3 歳時．棘波は左後頭部（O1, P3, T5）に高頻度で認めた。

　4 歳から 3 年間明らかなけいれんは出現しなかったので，7 歳で VPA を減薬中止した。その後 10 歳頃から，全般性強直間代けいれん（GTCS）を年単位で起こした。

126

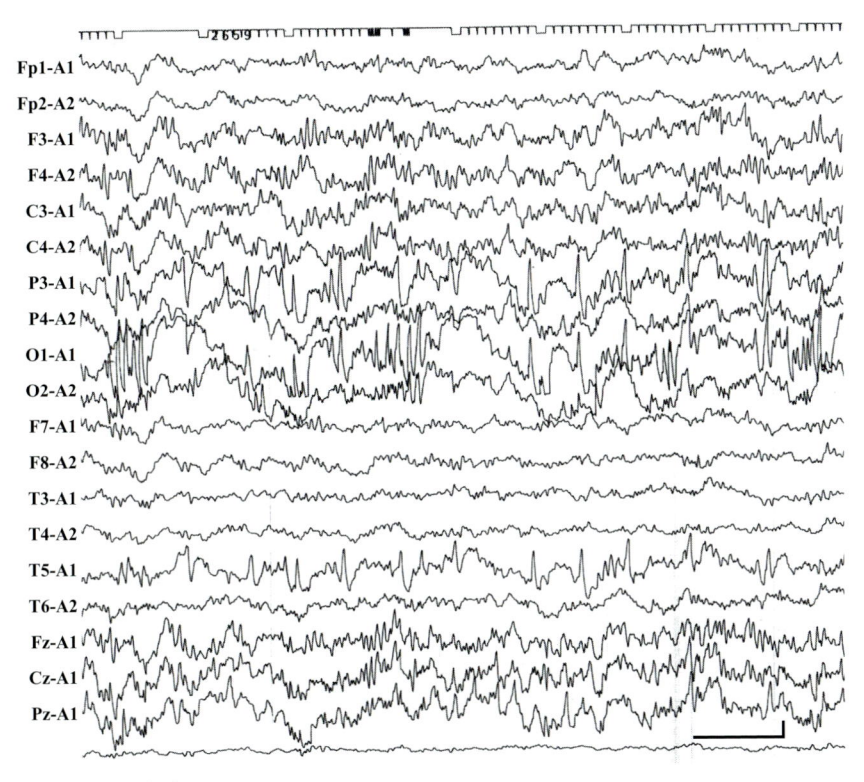

図 4-22b　3 歳時
棘波は左後頭部（O1，P3，T5）に高頻度で認める．

脳波③（図 4-22c）：13 歳時．棘波は左側頭部（F7，T3）に認める．

GTCS は年に 1 回程度であったことから，CZP の単剤治療を継続している．けいれんの状況は特に悪化することなく 16 歳になった．

> ■**PVL による脳性麻痺（CP）にみられるてんかん**
>
> 　PVL による CP では，てんかんの合併が多い．乳児期には West 症候群も高頻度に認められる．一般的に，ACTH 療法や抗てんかん薬内服治療に反応しやすい．2～3 歳以降になってから症候性局在関連てんかんとして初めて，てんかんを発症することも多い．後頭部を中心に多焦点性の棘波を高頻度に認めることが多い．
> 　CP のてんかんは長期的にみると，完全なコントロールは難しいことが多い．抗てんかん薬が過量にならないように有効薬剤を絞って使用する．

II. 臨床編

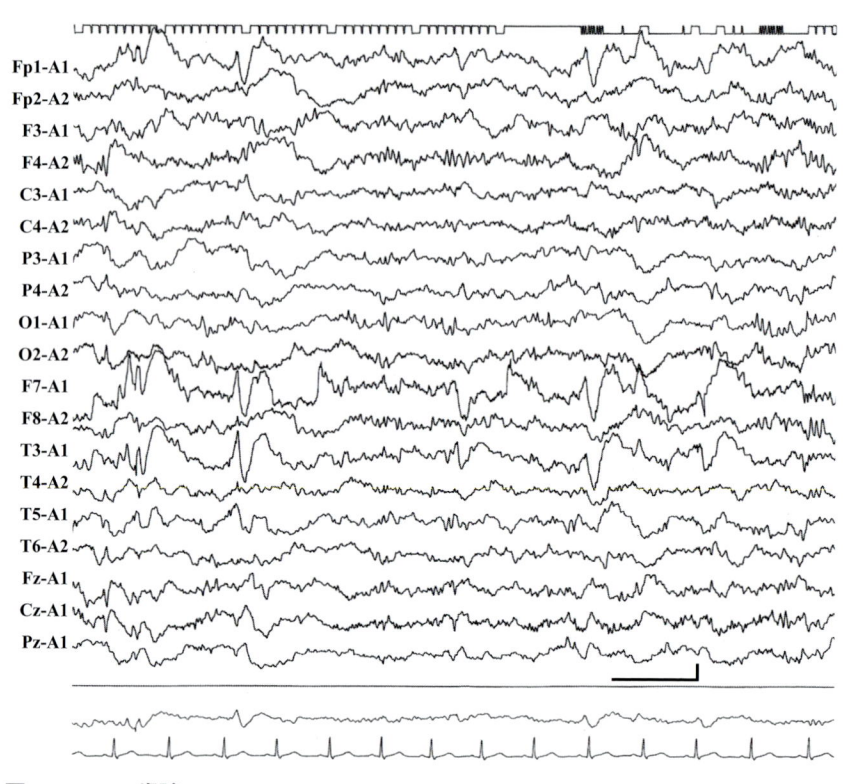

図 4-22c　13 歳時
棘波は左側頭部（F7, T3）に認める.

　　　　　本例の教訓：脳波では局在性棘波しか示さないのに，West 症候群と同様のシリーズを呈するスパスム発作を示す例が存在する。診断はもちろん West 症候群ではない。

　□　**演習症例 3**
　　症例：10 カ月男児
　　主訴：無熱性けいれんを繰り返す
　　家族歴：父の妹にてんかん。母の弟に熱性けいれん。
　　周生期歴：38 週，正常分娩。仮死なし。体重 3.4kg，頭囲 34cm。
　　発達歴：追視・あやし笑い 2 カ月，頸定 3 カ月，寝返り 5 カ月，独座 7 カ月，四つ這い 8 カ月と順調。
　　現病歴：生後 7 カ月時に 37.5℃程度の発熱時に全般性間代けいれん

（全身をカクカクさせた）を起こした。近医に緊急搬送された。持続は 5 分間程度で自然に止まった。1 カ月後に同様のけいれん発作を 3 分間。さらに 1 カ月後には 30 分間程度続く間代けいれん発作重積を起こし入院治療を受けていた。これまでに 2 回脳波検査を受けたが，いずれも突発性異常波を認めなかった。精査・治療のため当科紹介された。

　初診当日にも 10 分間ほど続く右半身間代けいれんを起こした。その間，意識はなかった。今回で 4 回目のけいれん発作。全身あるいは半身の間代けいれん発作。

その他の所見：まったく異常なし。神経学的にも異常なく，発達は順調。人見知りはなかった。

▷ **検　査**：
頭部 MRI：異常なし。
　脳波①（図 4-23a）：睡眠紡錘波と頭蓋頂鋭波を呈する。突発性異常波は認めない。異常所見なし。

　無治療で経過を追ったところ，翌月に初めて入浴中に間代けいれん発作を起こした。3 分間くらい続いた。発作後の体温は 38℃あった。1 歳になってから，入浴直後に全身の間代けいれん発作を 3 回繰り返したために，湯船に入ることをやめた。1 歳 2 カ月で歩行可能，有意語も複数あった。1 歳 2 カ月で，両手がピクピクすることがあるのに気づかれた。

▷ **診　断**：ミオクロニーてんかん

▷ **治　療**：バルプロ酸（VPA）20mg/kg で治療開始。しかし 1 歳 4 カ月からは，熱と関係なく月に 1〜2 回，いずれも 15 分間程度続く間代けいれん発作が起きるようになった。けいれん発作の前に全身をピクピクさせることに気づかれた。クロナゼパム（CZP）を追加したが，発作はまったく減らず，週単位で続いた。そこで，フェノバール（PB）と臭化カリウム（KBr）を追加した。PB＋KBr でけいれんは半減した。2 歳程度までは発達の遅れは指摘できなかった。しかし，言語発達は二語文から進展せず，運動面も不器用さが目立った。

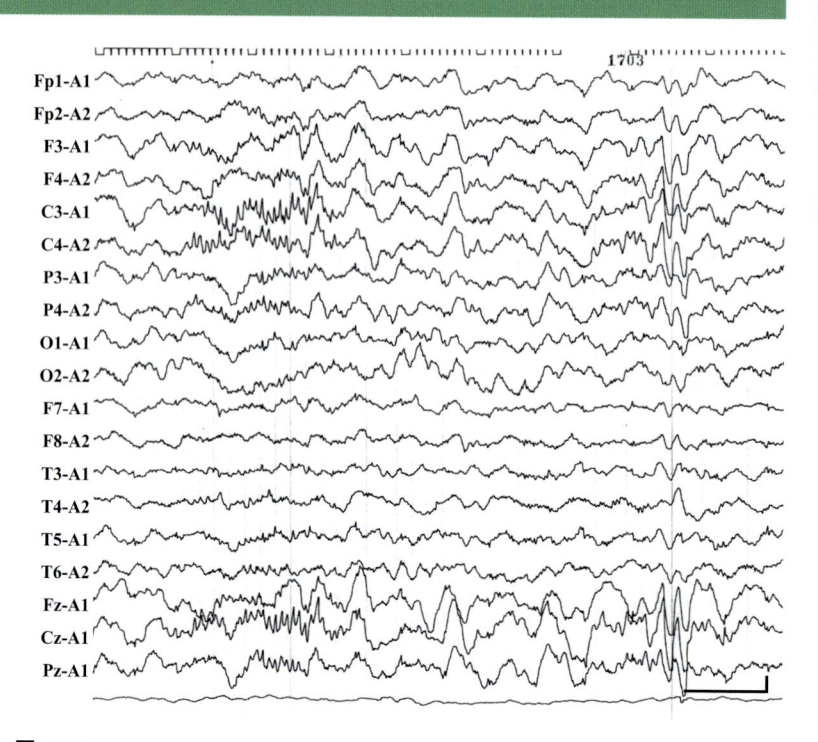

II. 臨床編

図 4-23a
睡眠紡錘波と頭蓋頂鋭波を呈する．突発性異常波は認めない．異常所見なし．

9歳の時，SCN1A遺伝子検査でミスセンス変異を認め，乳児重症ミオクロニーてんかん（severe myoclonic epilepsy in infancy：SMEI）と確定診断した。

脳波②（図4-23b）：9歳，多焦点性（F3，P4，O2など）の棘波が頻回に出現

脳波③（図4-23c）：12歳，多焦点性棘波に加えて，広範な徐波を認めることもある。

▷**その後の経過**

現在16歳で，けいれん発作は完全にはコントロールされていない。全般性間代けいれんが月に1〜2回程度。ミオクロニーは消失した。

2歳近くまで発達はほぼ順調だったが，それ以降，有意語はあまり増加せず，知的発達はほとんど伸びていない。自閉傾向もある。

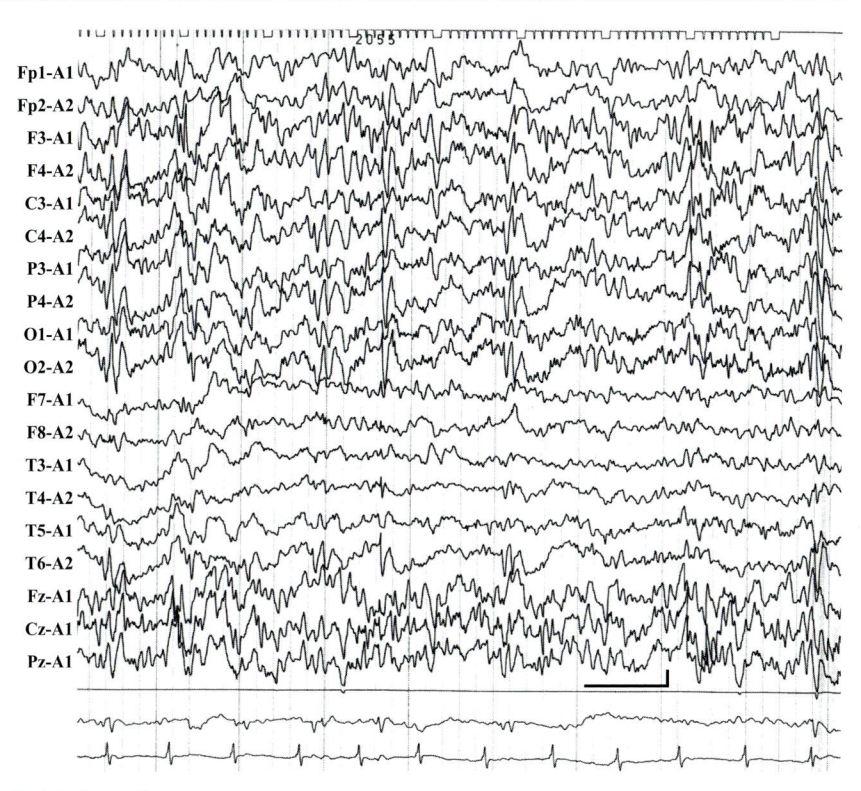

図4-23b 9歳
多焦点性（F3，P4，O2など）の棘波が頻回に出現

> ■**乳児重症ミオクロニーてんかん**
> （severe myoclonic epilepsy in infancy：SMEI, Dravet syndrome）
>
> 　一般的に，1歳前から熱性けいれんを繰り返す．間代けいれんが多い．強直相はあっても短時間だけである．全身あるいは半身のけいれん重積になることも多い．入浴中のけいれんも多い．幼児期になると無熱性けいれんも出る．精神運動発達は1歳くらいまでは比較的順調であることが多い．1〜2歳以降になると知的発達は停滞する．またミオクローヌスも認められるようになる．ミオクローヌスはあまり多くない場合もある．部分発作と全般性間代けいれんの両方を示すことが多い．
> 　1歳前からけいれん発作が多い割には，脳波異常が初期には目立たない．したがって，当初は熱性けいれんとして経過を見られていることも少なくない．1歳を過ぎると広汎性棘徐波や焦点性棘波を示すようになる．脳波異常に関しては本症に特異的なものはなく，特徴がないのが特徴とされる．

II. 臨床編

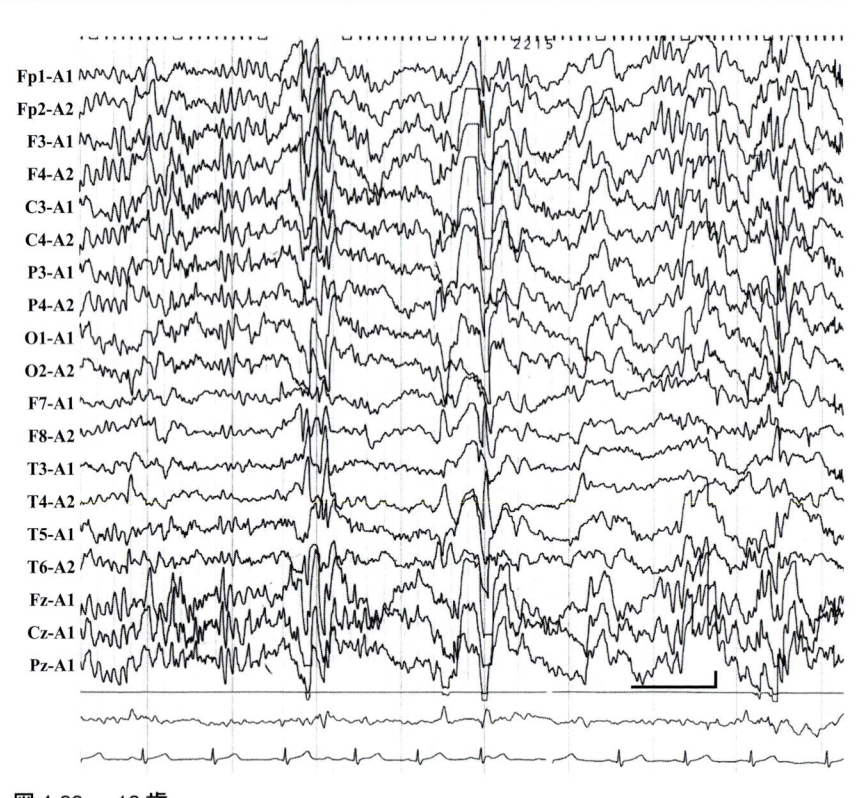

図 4-23c　12 歳
多焦点性棘波に加えて，広範な徐波を認めることもある．

> 本症では，けいれん重積だけでなく急性脳炎・脳症を起こしやすい傾向がある．小児期に重篤な神経学的後遺症を残したり，死亡したりする場合も稀ではない．
> 　治療は，KBr と PB の組み合わせが良い場合がある．まだ決め手はない．Na チャンネル遺伝子（SCNA1）の変異を示すことが多い．

　本例の教訓：乳児期に熱性けいれん重積などを繰り返し脳波異常が目立たない場合は，鑑別診断に SMEI を必ず挙げる。途中から知的発達が停滞する。経過中，けいれん重積や急性脳症のために重篤化する場合があるので，正確な診断が重要である。熱性けいれん重積や入浴けいれんを繰り返す場合は，予後説明はあまり楽観的にならず，慎重に。

演習症例4

症例：13歳男児

主訴：軽度精神発達遅滞，全般性強直けいれん

周生期歴：39週，切迫仮死のため帝王切開。仮死なし。体重3,540g，頭囲35cm。

発達歴：頸定4カ月，独歩1歳，有意語10カ月，二語文2歳と順調。

現病歴：幼稚園では大きな問題なし。普通小学校に入学後，学業にはついていくことが難しく，運動も他児についていけなかった。10歳時に全般性強直けいれん（GTC）を初めて起こした。他院で脳波異常を認めバルプロ酸（VPA）が開始された。12歳で再びGTCがあり，リボトリール（CZP）が追加された。その後も半年に1回程度でGTCが続き，脳波異常も激しいためにLennox-Gastaut症候群（LGS）が疑われ，当科紹介受診。

診察所見：身長150cm，体重37kg。頭囲52.5cm。落ち着きなく，言語指示が入りにくい。一般身体所見に異常なし。

神経学的所見：動揺性歩行＋体幹動揺，片足立ち不可能，測定障害を認めた。上肢に細かいtremorとmyoclonusを認めた。

▷**検 査**：

頭部MRI：前頭部軽度萎縮あり。信号異常なし。

睡眠時脳波（図4-24）：広汎性棘徐波複合を繰り返し認める。他に多焦点性棘徐波複合も頻発。

　知的退行は進行性だが，発作はGTCだけだった。通常のLGSの経過ではなかった。ZNSを加えて経過を見た。15歳頃には発語が非常に減少し，歩行時のふらつきが悪化して独歩ができなくなったため車椅子を使用するようになった。

　同じ頃，父に小脳性失調症状が現れた。優性遺伝性脊髄小脳変性症が疑われ，遺伝子検査により，歯状核赤核淡蒼球ルイ体萎縮症（dentatorubural pallidoluysian atrophy：DRPLA）と診断された。

▷**診 断**：DRPLA

　20歳を過ぎ，歩行不能，経管栄養を要している。けいれんは数カ月に1回程度である。

II. 臨床編

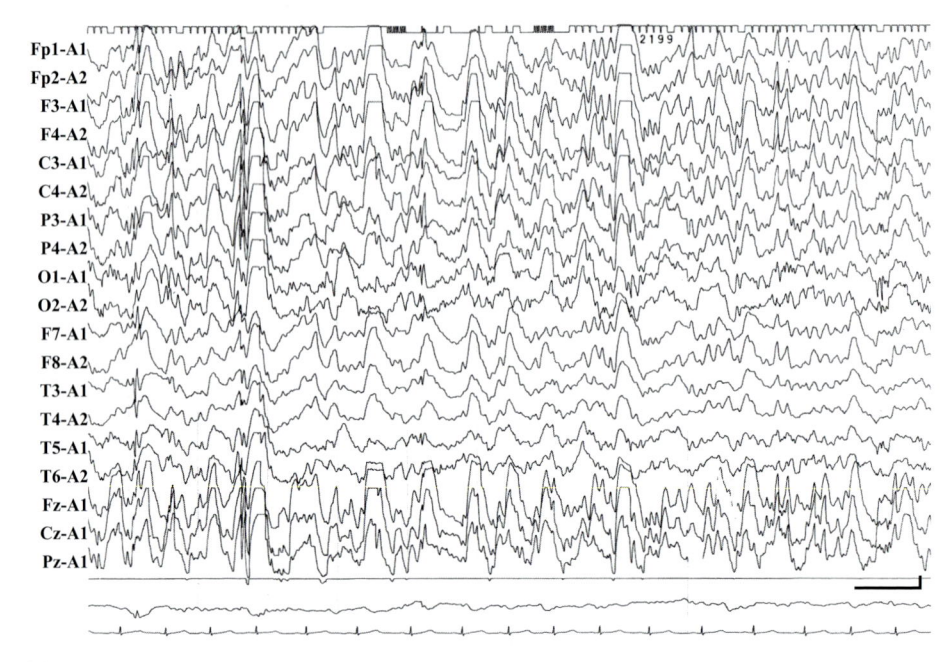

図 4-24
広汎性棘徐波複合を繰り返し認める．ほかに多焦点性棘徐波複合も頻発．

> ■DRPLA に伴うてんかん
>
> 　DRPLA は小児においては進行性ミオクローヌスてんかん症候群（progressive myoclonus epilepsy：PME）をきたす疾患の代表である．優性遺伝する．症状促進現象（anticipation）があり，本例のように親よりも早く発症することもある．成人発症では脊髄小脳変性症の症状である小脳性失調が主症状となる．
>
> 　本症の根本的治療法はない．てんかんは難治性で，VPA，CZP，PHT などが使用されている．
>
> 　PME の症状（コントロールの難しい GTCS，ミオクローヌス，小脳性失調，進行性知的退行，頭部 MRI による小脳萎縮＋前頭部萎縮など）がある時には DRPLA を疑う．

本例の教訓：進行性知的退行をきたす場合は，中枢神経系の代謝・変性疾患などの基礎疾患が存在する可能性を考える。脳波異常が重度，あるいは抗てんかん薬の効果が不十分な場合にも，常に基礎疾患を考慮する。抗てんかん薬の過量使用は慎む。

演習症例 5

症例：4 歳 4 カ月男児

主訴：全般性強直けいれんを繰り返す

周生期歴：39 週，正常分娩。仮死なし。体重 2,700g，頭囲 32cm。

発達歴：独歩 10 カ月，有意語 1 歳 3 カ月，二語文 2 歳と順調。

現病歴：4 歳 2 カ月のある日，昼寝中に全身の強直けいれんを起こし救急車で近医を受診した。持続は 4 分間程度で，発作後睡眠から覚醒してからはいつも通りに戻った。特に処置は受けなかった。4 日後の朝方に同様のけいれん発作があり，近医へ受診した。睡眠時脳波（①図 4-25a）で異常（C4 に棘波）を指摘され，カルバマゼピン（CBZ）が 5mg/kg で開始された。

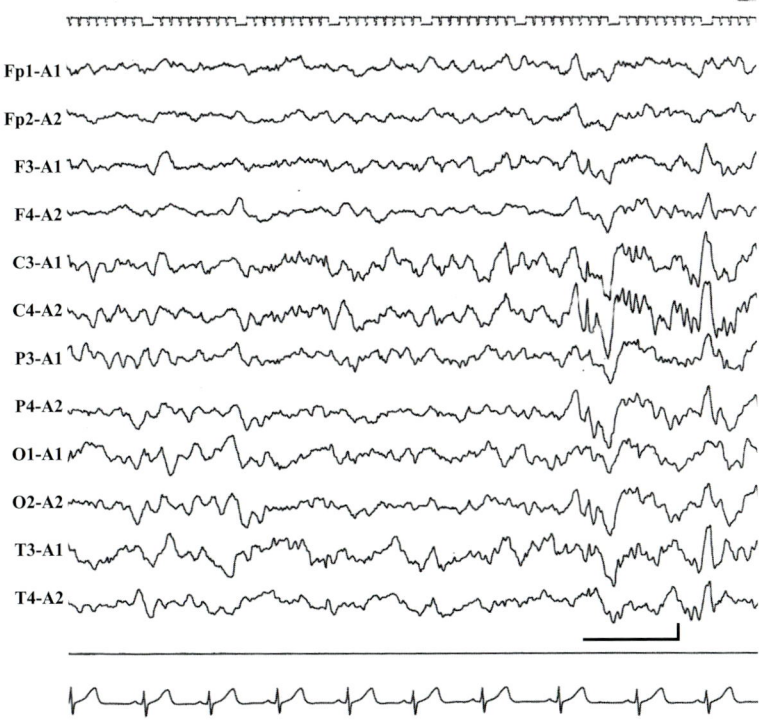

図 4-25a　初診時睡眠時脳波
基礎波：睡眠紡錘波と頭蓋頂鋭波を呈する．
突発性異常波：C4 に棘波を認める．

II. 臨床編

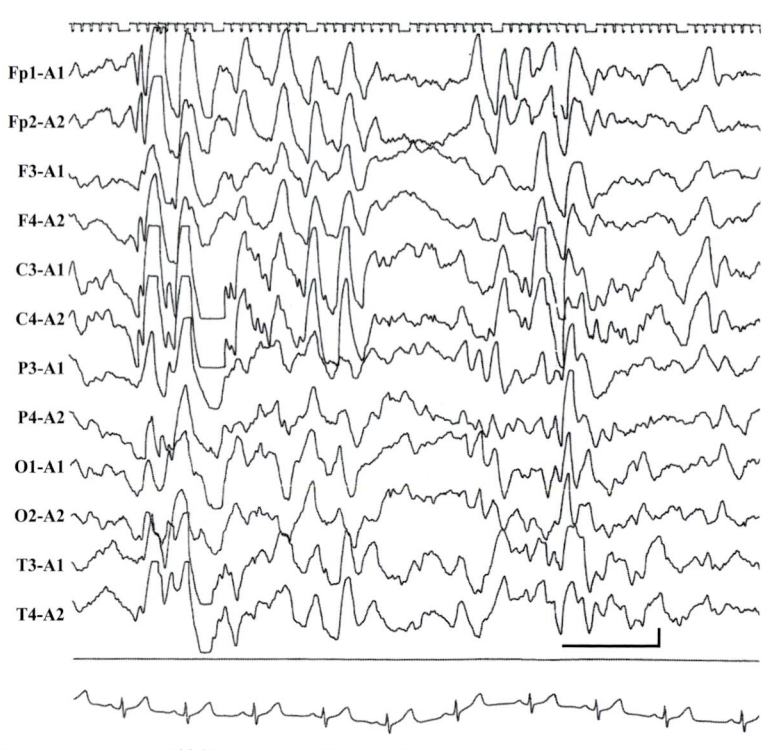

図 4-25b　CBZ 開始後 2 週間の睡眠時脳波
高振幅棘徐波複合や広範な徐波を多数認める.

　2 週間後に欠神発作（静止して反応がなくなる）や脱力発作（カクンと力が抜けて倒れる）が始まり, 1 日 10 回以上見られるようになった。バルプロ酸（VPA）が 10mg/kg で開始され, 30mg/kg まで増量されたが, 欠神や脱力発作は改善せず, 睡眠時脳波（②図 4-25b）でも高振幅棘徐波複合や広範な徐波を多数認めるようになった。

　CBZ が中止された。すると 2 週間内に覚醒中の全般性強直けいれん（GTC）を 2 回認めたため, クロナゼパム（CZP）0.07mg/kg が開始された。

　歩行が不安定でふらふらし, 行動が乱暴になった。紹介病院で Lennox-Gastaut 症候群（LGS）を疑われて, 紹介受診した.

　一般身体所見：異常なし。

　意識：はっきりしている時と反応が乏しくなる時があった。歩行は失調性歩行（千鳥足）。発音も不明瞭だった。眼振・振戦・測定障害など他の小脳症状はなかった。他に神経学的異常所見なし。

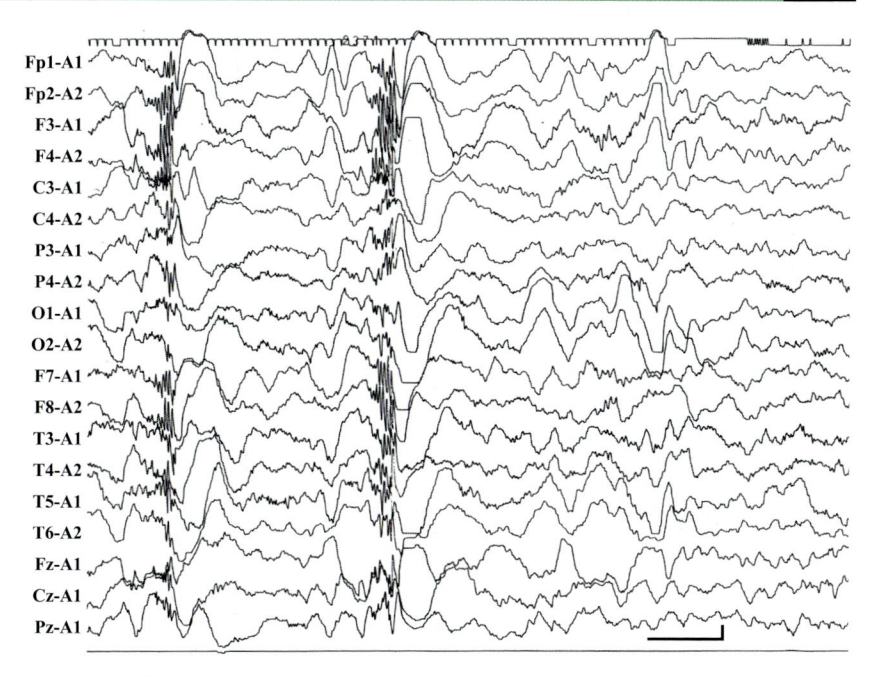

図 4-25c　当科初診時の睡眠時脳波
前頭部優位に多棘徐波複合を頻繁に認める．

▷**検　査**：

頭部 MRI：異常所見なし。

睡眠時脳波①　初診時（図 4-25a）：初診時は C4 に局在をもつ棘波。良性てんかんの可能性を考えて CBZ が処方された。

睡眠時脳波②　CBZ 開始後 2 週間の脳波（図 4-25b）：脳波は悪化した。CBZ による悪化の可能性もあるので，CBZ 減量は良い判断。

睡眠時脳波③　当科受診時の脳波（図 4-25c）：前頭部優位に多棘徐波を繰り返し認める。脳波は悪化していた。

▷**治　療**：

当科初診時，ふらつき・行動面が乱暴になるなどは，CZP の副作用の可能性を考えた。CZP は減量中止した（1 カ月かけて 0.05mg/kg→0.03→0.01→0）。

局在関連性てんかん（前頭葉てんかん）と考えてゾニサミド（ZNS）を追加。3→6→8mg/kg と増量。

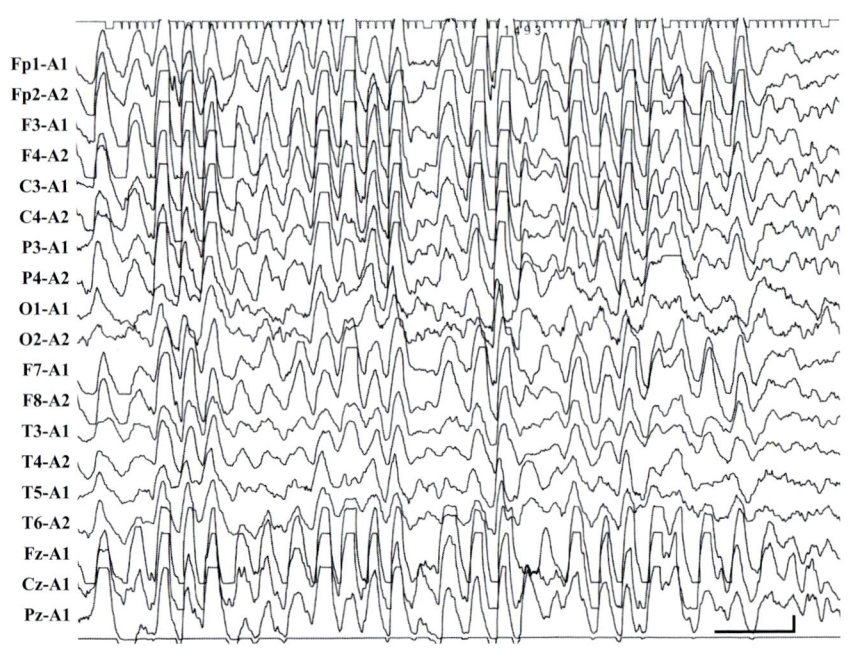

図 4-25d　ZNS 追加後睡眠時脳波
全般性高振幅棘徐波複合と全般性高振幅徐波をほぼ連続性に認める.

　　初め GTC を 3 回ほど認めたが，ZNS 増量に伴い GTC はコントロールされた。しかし，静止して反応がなくなる発作（欠神）とカクンと力が抜けて倒れる発作（脱力）は毎日数え切れないくらい高頻度で続いた。

　　睡眠時脳波④：ZNS 追加後（図 4-25d）：全般性高振幅棘徐波複合と全般性高振幅徐波をほぼ連続性に認める。

　　CBZ を中止してもそれほど脳波の改善はなかった。脳波の悪化は，CBZ が誘因であったかどうかは定かではない。もちろんきっかけになった可能性は残る。
　　当科初診時は，脳波所見から小発作重積（minor epileptic status）に近い状態と判断した。LGS の可能性も当初は考慮した。
　　全般性の要素を考慮して，VPA 増量（30→40mg/kg：血中濃度

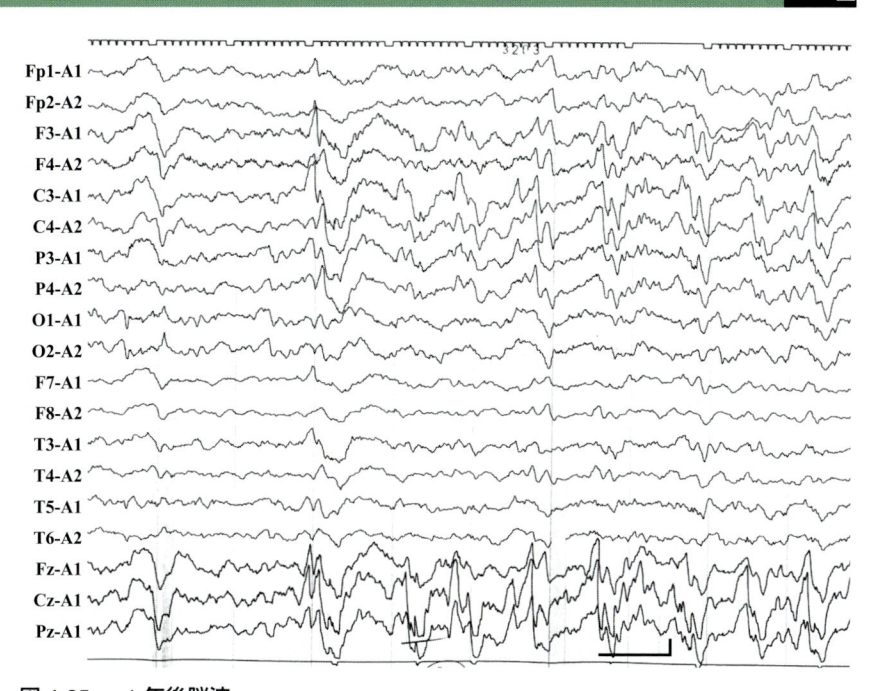

図 4-25e　1 年後脳波
突発性異常波はまったく見られない．

120 μg/mL）でも無効。つぎにエトサクシミド（ESM）を 10mg/kg で追加したところ。欠神発作・脱力発作ともに減った。20mg/kg に増量したところさらに発作は減り，30mg/kg で完全にこれらの発作は消失した。

▷**その後の経過**

VPA 30mg/kg，ZNS 8mg/kg，ESM 30mg/kg を継続して 1 年以上経過した。けいれん発作はまったくなく，知的発達もまったく順調である。

脳波⑤：1 年後の脳波（図 4-25e）：突発性異常波はまったく見られない。本例は LGS ではなかった。

▷**診　断**：非定型良性部分てんかん
　　　　　（Atypical benign partial epilepsy：ABPE）

II. 臨床編

> ■ABPE
> 　強直けいれん発作, 非定型欠神発作, 脱力発作（おそらく陰性ミオクローヌス発作）など多彩な発作を呈する. 発作予後は一般的には良好とされるが, 発作コントロールが悪いと知的発達が阻害される可能性があるので, はじめからあまり楽観した説明はしない方がよい.

　本例の教訓：CBZ は脳波やけいれん発作を悪化させうる。どの抗てんかん薬も副作用があり得るので，少量より漸増する。

　多彩なけいれん発作と知的退行を呈すてんかんの代表は，LGS である。しかし中に，ABPE や徐波睡眠時に持続性棘徐波を示すてんかん（CSWS）など，大きな治療効果が期待できる疾患も含まれる可能性があるので，見逃さないよう気をつける。

　治療経過が思わしくない時は，早急に専門医に紹介するとよい。

もっと脳波の勉強をしたい方へ

1. 入門書
1. 市川忠彦：新版　脳波の旅への誘い―楽しく学べるわかりやすい脳波入門．星和書店．2006
2. 前垣義弘：実践小児脳波入門―日常診療に役立つ脳波アトラス．永井書店．2007

2. てんかんの勉強をしたい方へ
1. 藤原健樹（監修）：小児てんかん診療マニュアル．診断と治療社．2006
2. 岡 明，五十嵐 隆：小児てんかんの最新医療．小児科臨床ピクシス3．中山書店．2008
3. Roger J, et al：てんかん症候群．乳幼児・小児・青年期のてんかん学．第4版．井上有史（監訳）．中山書店．2007
4. 柳下 章，新井信隆：難治性てんかんの画像と病理．秀潤社．2007

3. さらにじっくり勉強したい方へ
1. 高橋幸利：てんかんの発作間欠期・発作時脳波を読む．診断と治療社．2007
2. 奥村彰久，新島新一：誰でも読める新生児脳波．診断と治療社．2008
3. Engel J, Pedley TA: Epilepsy. A comprehensive textbook. 2 nd Ed. Lippincott. Philadelphia. 2008
4. Pellock JM, et al: Pediatric epilepsy. 3rd Ed. Demos. New York. 2008

索 引

数字
10-20 法 ... 6
14-6Hz 陽性群発 ... 46, 48
2 相性 ... 62
2 相性鋭波 ... 93
2 相性棘波 ... 93
3Hz 高振幅棘徐波複合 ... 89, 91
3Hz 棘徐波複合 ... 63
3 相性 ... 62

A
α-attenuation（α減衰）... 39
α波 ... 3, 4, 5, 27
amplitude ... 12
anticipation ... 134
artifact ... 73
atypical benign partial epilepsy（ABPE）... 139
average（AV）法 ... 7

B
benign epilepsy of childhood with centro-temporal spikes（BECCT）... 95
benign epileptiform transient of sleep（BETS）... 55
β波 ... 4, 5
bipolar（BP）... 9
build-up ... 40
burst & suppression ... 72

D
δ波 ... 4, 5
dentatorubural pallidoluysian atrophy（DRPLA）... 133

diphasic ... 62
Dravet syndrome ... 131
driving ... 42

E・F・G
early infantile epileptic encephalopathy with suppression-burst（EIEE）... 72, 111
early myoclonic encephalopathy（EME）... 72
epileptic spasms ... 108, 110, 123, 125
extreme spindles ... 53
flat EEG ... 55

Gastaut 型 ... 104

H・K
HHV 7 感染症 ... 117
hump ... 30, 33
hypnagogic hypersynchronous θ ... 44, 47, 84
hypsarrhythmia ... 71, 109

K-complex（K-複合）... 34

L
lazy phenomenon ... 58
Lennox-Gastaut 症候群 ... 113

M
minor epileptic status ... 138
monopolar（MP）... 7
multiple spike complex ... 62
multiple spikes ... 63
μ律動 ... 44

P
Panayiotopoulos 型 ... 104
phase reversal ... 10

索引

photosensitivity ... 43
poly-spike complex ... 62
progressive myoclonus epilepsy（PME）
　... 134
periventricular leukomalacia（PVL）... 125

R

rapid eye movement ... 38
rapid rhythm ... 113
rebuild-up ... 41
REM 期 ... 38

S

severe myoclonic epilepsy in infancy（SMEI）
　... 131
sharp wave ... 62
small sharp spikes（SSS）... 54
spike ... 62
spike-and-slow-wave complex ... 62
spindles ... 34
subacute sclerosing panencephalitis（SSPE）
　... 118
suppression-burst ... 111

T

ten-twenty ... 6
θ 波 ... 4, 5
tonic spasms ... 110, 108
triphasic ... 62

V・W

vertex sharp transient ... 30
vertex sharp wave ... 30, 33

West 症候群 ... 71, 110, 123

あ

亜急性硬化性全脳炎 ... 118
アナログ脳波計 ... 11
アベレージ（AV）法 ... 7
アルファ波 ... 4
異常速波 ... 60
位相の逆転 ... 10
鋭波 ... 62
大田原症候群 ... 72, 111, 112

か

開閉眼 ... 39
海馬硬化 ... 98
過換気 ... 40
覚醒時大発作てんかん ... 88
覚醒反応 ... 38
基準電極 ... 7
　─活性化 ... 8, 69
基線 ... 4
　─動揺 ... 80
逆説性 α 波 ... 30
急性脳症 ... 117
棘徐波複合 ... 62
極度紡錘波 ... 53
棘波 ... 62
筋電図 ... 73
群発 ... 115
軽睡眠期 ... 34
結節性硬化症 ... 112
限局性徐波 ... 59
高振幅群発 ... 113
高振幅多棘波バースト ... 115
後頭部に突発波をもつ小児てんかん ... 104
後頭部徐波 ... 44
広汎性徐波 ... 59
孤立性棘波 ... 62

さ

さざなみ期 ... 30
サプレッション・バースト ... 111
　─を伴う早期乳児てんかん性脳症 ... 72, 111

143

newLearners' Technical Guide

歯状核赤核淡蒼球ルイ体萎縮症 ... 133
シータ波 ... 4
時定数 ... 12, 21
自動症 ... 88
自閉症 ... 120
若年ミオクロニーてんかん ... 108
若年欠神てんかん ... 92
周波数 ... 4
小鋭棘波 ... 54
症候性焦点性てんかん ... 120
症状促進現象 ... 134
小児欠神てんかん ... 90
小発作重積 ... 138
シリーズ形成（性）... 108, 110
進行性ミオクローヌスてんかん症候群 ... 134
人工産物 ... 73
深睡眠期 ... 37
心電図 ... 73
振幅 ... 4, 12
睡眠ステージ ... 30
睡眠時良性てんかん形一過波 ... 55
睡眠紡錘波 ... 33, 34
頭蓋頂一過性鋭波 ... 30
頭蓋頂鋭波 ... 30, 33, 34, 49
脊髄小脳変性症 ... 134
浅睡眠期 ... 30
前頭葉てんかん ... 102
早期ミオクロニー脳症 ... 72
双極導出法 ... 9
側頭葉てんかん ... 98

た

多棘徐波複合 ... 63
多棘波 ... 62, 63
単極導出法 ... 7
中心側頭部に棘波をもつ良性小児てんかん ... 95
中心脳性 ... 64
低酸素性虚血性脳症 ... 108
低電位脳波 ... 12, 56

デジタル脳波計 ... 11
デルタ波 ... 4
てんかん症候群分類 ... 81
電極はずれ ... 77
点頭発作 ... 110

な

二次性両側同期 ... 66
乳児重症ミオクロニーてんかん ... 131
入眠期同期性高振幅 θ 波 ... 44, 47, 84
熱性けいれん ... 86
年齢依存性てんかん性脳症 ... 110, 112
脳室周囲白質軟化症 ... 125
脳性麻痺 ... 108, 127

は

バースト・サプレッション ... 72
　サプレッション・バーストも参照
光過敏性 ... 43
光駆動 ... 42
光刺激 ... 42
皮質形成異常 ... 98
非定型良性部分てんかん ... 139
ビデオ脳波同時記録 ... 18
ヒプスアリスミア ... 71, 109
ビルドアップ ... 40
平坦脳波 ... 55
ベータ波 ... 4

ま

瞬き ... 73
ミュウ律動 ... 44
モンタージュ ... 21

や

誘発睡眠 ... 23
陽性鋭波 ... 66

ら

リビルドアップ ... 41
瘤波 ... 30, 33
連結横断法 ... 9
連結縦断法 ... 9

著者略歴

佐々木　征行（ささき　まさゆき）

1983 年	新潟大学医学部卒業　同小児科入局
1988 年	国立精神・神経センター　武蔵病院小児神経科レジデント
1990 年	同上　　　　　　神経研究所流動研究員
1992 年	米国 NIH 留学（2 年間）
1994 年	国立精神・神経センター武蔵病院小児神経科　医師
1996 年	同上　　　　　　　　　　　　　　　　医長
2002 年	同上　　　　　　　　　　　　　　　　部長
2010 年	国立精神・神経医療研究センター病院（施設名変更）小児神経科部長　現在に至る

- 本書の複製権・翻訳権・上映権・譲渡権・公衆送信権（送信可能化権を含む）は，株式会社ヌンクが保有します．
- JCOPY〈（社）出版者著作権管理機構　委託出版物〉
- 本書の無断複写は著作権法上での例外を除き禁じられています．複写される場合は，そのつど事前に，（社）出版者著作権管理機構（電話 03-3513-6969，FAX 03-3513-6979, e-mail: info@jcopy.or.jp）の許諾を得てください．

ニューラーナーズ
newLearners'
しょうにのうはけんさてくにかるがいど
小児脳波検査テクニカルガイド　　　ISBN978-4-7878-1873-7　C3047

2011 年 5 月 16 日　第 1 版　第 1 刷発行

定　価	カバーに表示してあります
著　者	佐々木　征行
発行所	株式会社ヌンク 東京都大田区南六郷 2-31-1-216（1440045） TEL 03-5744-7187（代） FAX 03-5744-7179 info@nunc-pub.com http://www.nunc-pub.com
発売所	株式会社 診断と治療社 東京都千代田区永田町 2-14-2 山王グランドビル 4F（1000014） TEL 03-3580-2770（営業部） FAX 03-3580-2776 郵便振替　00170-9-30203 eigyobu@shindan.co.jp（営業部） http://www.shindan.co.jp/
印刷・製本	株式会社 加藤文明社印刷所

©2011 佐々木征行　　　　　　　　　　　　　　　　　検印省略
Printed in Japan　　　　　　　　　　　　落丁・乱丁本はお取替え致します